SingLiesel

MIX
Papier aus verantwortungsvollen Quellen
FSC® C014138
FSC
www.fsc.org

Satz: Martin Janz, Freiburg i.Br.
Umschlag: SingLiesel GmbH, Karlsruhe
Druck: FINIDR, Czech Republic

ISBN 978-3-948106-76-8

info@singliesel.de, www.singliesel.de

Bildnachweise: shutterstock.com; Fotolia: S. 36 (von Lieres); S. 61 (photophonie)

Alle Übungen in diesem Buch sind aus der Praxis entstanden. Bitte vergessen Sie nicht, dass jeder Mensch seine spezielle Tagesform und seine einzigartige Biografie mitbringt, die Sie berücksichtigen müssen. Nicht jede Übung oder jedes Spiel passt für jeden. Die Autorin und der Verlag haften nicht für etwaige Personen- oder Sachschäden.

Natali Mallek

GEDÄCHTNISTRAINING FÜR SENIOREN

„Kluge Kerle“
Denkspaß für Männer

SingLiesel

Inhalt

Vorwort 7

Arbeitswelt

Berufswelt und biografische Anknüpfungspunkte 16
Witz: Auf der Arbeit 20
Gemeinsames Singen: „Wer will fleißige Handwerker seh'n" 21
Sprichwörter ergänzen 24
Geschichte ergänzen 26
„Wer bin ich?" – Berufe raten 28
Verknüpfte Wörter 30
Bilddetails merken: Porträtfoto 34
Umschriebene Berufe 37
Wer macht was? 38
Berufe zuordnen 40
Quiz: Abkürzungen 42
Wäre der Beruf etwas für mich? 44
Sammlung: Werkzeuge 45

Sportbegeistert

Sport und biografische Anknüpfungspunkte 48
Sammlung: Ballsportarten 52
Geschichte ergänzen 53
Sportverse schreiben 54
Informationen über berühmte Sportler zuordnen 56
Bilddetails merken: Sport 59

Sportarten nennen, ohne zu lesen 62
Bewegungslied: „Alle Bälle sind schon da“ 64
Verdrehte Sprichwörter 66
Quiz: Geburtsorte von Sportlern 68
Was gehört nicht in die Reihe? 70
Gemeinsames Hören: „Der Theodor im Fußballtor“ 73
Pantomime: Sportarten 74
Witz: Laufen 75

Auf Achse

Autos und biografische Anknüpfungspunkte 78
Sammlung: Fortbewegungsmittel mit Rädern 82
Gemeinsames Hören: „Ich kauf mir ein ganz kleines Auto“ 83
Wie kam es zu der Verkehrssituation? 84
Sätze bilden 86
Wegbeschreibungen 89
Wo machen wir Pause? 90
Doppelte Fahrzeuge 92
Schätzfragen rund um den Verkehr 94
Straßennamen merken 96
Arbeitsblatt: Fahrzeuge benennen 98
Witz: Auf der Straße 100
Autokennzeichen zuordnen 101
Eine Minute-Vorlesegeschichte: „Einparken“ 104
Redewendungen ergänzen 106
Bewegungsgeschichte: Die Sonntagsfahrt 108

Über die Autorin 112

VORWORT

Grundsätzliches zum Gedächtnistraining

Das Wort „Gedächtnistraining“ ist irreführend. Es suggeriert, dass es dabei nur um das Training der Merkfähigkeit ginge. Ein umfassendes Gedächtnistraining bietet aber viel mehr. Es deckt das Training der unterschiedlichsten Gehirnleistungen ab und bezieht unterstützende Angebote wie Entspannung und Bewegung mit ein. Ein gelungenes Gedächtnistraining ermöglicht spielerisch Erfolgserlebnisse. Ohne Stress, Druck und Leistungszwang.

Faustregeln für ein gelungenes Gedächtnistraining

Jeder Mensch ist anders, und jeder Teilnehmer, jede Teilnehmerin ist unterschiedlich. Wie bei jeder Aktivierung ist es daher wichtig, die individuellen Bedürfnisse des Einzelnen im Blick zu haben. Es gibt aber dennoch einige Regeln, die vielen Menschen helfen, Spaß und Freude beim Gedächtnistraining zu erleben.

1. **Leichter Start und entspannendes Ende.** Für den ersten Schritt einer Bergbesteigung braucht man in der Regel noch keine Kletterhaken und kein Sauerstoffzelt. Bei einem Gedächtnistraining ist es ähnlich. Eine einfache Übung am Anfang des Gedächtnistrainings ermöglicht den Teilnehmenden den leichten Einstieg in das Thema. Ein Erfolgserlebnis erhöht die Motivation. Am Ende der Trainingseinheit sorgt ein angenehmer, entspannender Abschluss dafür, dass das Gedächtnistraining in positiver Erinnerung bleibt, und dies motiviert für weitere Trainingseinheiten.

2. **Abwechslungsreich.** Vielfältige Themen, neue Übungen und eine fantasievolle Gestaltung des Gedächtnistrainings wecken Neugier bei den Teilnehmenden. Als Übungsleitung ist man beim Gedächtnistraining immer auch ein bisschen für die Unterhaltung der Teilnehmenden zuständig. Positive Emotionen erleichtern das Lernen und Üben.

3. **Verschiedene Trainingsbereiche.** Die Übungen in diesem Buch orientieren sich grob an den zwölf Trainingsbereichen des Bundesverbands für Gedächtnistraining: Assoziatives Denken, Denkflexibilität, Fantasie und Kreativität, Formulierung, Konzentration, Urteilsfähigkeit, logisches Denken, Merkfähigkeit, Strukturieren, Wahrnehmung, Wortfindung, Zusammenhänge erkennen. Sie beziehen aber auch die besonderen Bedürfnisse von älteren Teilnehmenden und Menschen mit Demenz ein. Um die Konzentration zu erleichtern und der Ermüdung der Teilnehmenden vorzubeugen, ist es sinnvoll, in jede Trainingseinheit Übungen aus unterschiedlichen Bereichen zu integrieren.

4. **Verschiedene Arbeitsformen.** Übungen können allein, mit einer Partnerin, einem Partner oder in der Gruppe bearbeitet werden. Manche werden mündlich, andere schriftlich präsentiert. Die Arbeit in der Gruppe steht bei Menschen mit Demenz im Vordergrund. Bei Menschen mit Demenz ist es besonders wichtig, den Einzelnen nicht unter Leistungsdruck zu setzen. Die Arbeit im Plenum hilft, Leistungsdruck zu minimieren. Ein Beispiel: Wenn ein Einzelner etwas gefragt wird und die Antwort nicht weiß, so wird das von den meisten Menschen als beschämender empfunden, als wenn eine Gruppe etwas gefragt wird und sich ein Einzelner nicht dazu äußern kann.

5. **Verschiedene Hilfsmittel nutzen.** Gedächtnistraining darf anschaulich sein. Es lohnt sich, realistisches Anschauungsmaterial mitzubringen. Das Interesse kann leichter wachgehalten werden, wenn man unterschiedliche Moderationswerkzeuge wie Tafel und Flipchart nutzt. Wenn es möglich ist, individuelle Hilfestellung anzubieten, kann man oft auch bei Menschen mit beginnender Demenz noch gut Arbeitsblätter einsetzen.

6. **Verschiedene Schwierigkeitsgrade.** Seltsamerweise haben manche Menschen die Vorstellung, dass bei einem Gedächtnistraining jede Übung und Aufgabe schnell bewältigt werden muss. Das wäre für die Teilnehmenden aber keine Herausforderung. Man darf Antworten nicht wissen! Man darf an Übungen eine Zeitlang „knacken"! Wichtig ist nur, dass es auch Übungen gibt, die leichter fallen, das Selbstvertrauen stützen und durch Erfolgserlebnisse die Motivation aufrechterhalten und stärken.

7. **Wenig Über- und Unterforderung.** Selbstverständlich hätte ich bei dieser Faustregel auch das Wort „keine“ anstelle von „wenig“ benutzen können. Da ich allerdings davon ausgehe, dass viele das Buch nutzen, um es in Einrichtungen der Altenhilfe einzusetzen, halte ich das nicht für realistisch. Es gibt sehr wenige Einrichtungen, in denen es wirklich gelingt, Kleingruppen zu bilden, in denen die Teilnehmenden alle das gleiche Leistungsniveau haben. Gerade wenn sich Über- und Unterforderung nicht gänzlich vermeiden lassen, ist es wichtig, dass Sie als Übungsleitung den Einzelnen im Blick haben. Die Frustrationstoleranz der Menschen ist sehr unterschiedlich. Solange ein Mensch Freude am Gedächtnistraining hat, ist es das richtige Angebot. Wenn ein Mensch keine Freude am Gedächtnistraining hat, ist es das falsche Angebot.

8. **Bewegungs- und Entspannungselemente einbauen.** „Ganzheitlichkeit“ ist im Moment ein in meinen Augen etwas überstrapazierter Begriff. Aber es gibt ihn natürlich auch beim Gedächtnistraining. Bewegung gehört zu einem gelungenen Gedächtnistraining immer dazu. Es ist auch wissenschaftlich bewiesen, dass Bewegung die Wirksamkeit eines Gedächtnistrainings unterstützt. Eine Geschichte, ein Gedicht, ein Witz, eine Fantasiereise oder das Hören/Singen eines Liedes können die Entspannung beim Gedächtnistraining unterstützen.

Das sollte man bei Menschen mit Demenz beachten

Menschen mit Demenz bilden eine besondere Zielgruppe innerhalb der Menschen, die an einem Gedächtnistraining teilnehmen. Natürlich kann auch ein Gedächtnistraining keine Wunder vollbringen. Trotzdem kämpfe ich, wenn es um das Gedächtnistraining mit Menschen mit Demenz geht, immer wieder gegen Aussagen wie: „Das bringt doch eh nichts mehr!“ oder „Menschen mit Demenz können nichts mehr lernen!“. Ich behaupte: Es bringt etwas! Und Menschen mit Demenz können noch lernen!

EIN KLEINES FALLBEISPIEL:
Herr Müller ist 78 Jahre und hat eine Alzheimer-Demenz, als er in die Pflegeeinrichtung Rosengarten zieht. Seine Tochter macht sich große Sorgen darüber, ob er sich an die Einrichtung gewöhnen wird. In der ersten Woche läuft er jeden Tag mit seinem gepackten Koffer über den Flur und erzählt den Vorbeikommenden, dass er auf das Taxi wartet, welches ihn nach Hause bringt. Zu den Mahlzeiten muss er begleitet werden, weil er die Wohnküche des Wohnbereichs nicht findet. In der zweiten Woche bekommt Herr Müller wieder Besuch von seiner Tochter und wirkt wie ein anderer Mensch. Als sie kommt, sagt er: „Komm, wir gehen auf mein Zimmer." Auch die Wohnküche findet er zu den Mahlzeiten problemlos. Herr Müller hat trotz Demenz gelernt, sich in der Einrichtung zurechtzufinden.

Selbst in sehr weit fortgeschrittenen Stadien der Demenz finden noch kleine Lernprozesse statt. Jeder, der mit Menschen mit Demenz arbeitet, kennt den Nutzen von Ritualen. Ein Beispiel für ein solches Ritual ist das Singen einer bestimmten Melodie zur Begrüßung eines bettlägerigen Menschen mit Demenz. Dieses Ritual prägt sich selbst in fortgeschrittenen Demenz-Stadien noch ein. Man könnte auch sagen: Der Mensch lernt das Ritual.

Das heißt natürlich nicht, dass Sie Menschen mit fortgeschrittener Demenz in ein klassisches Gedächtnistraining mit Übungen integrieren sollen. Gedächtnistraining macht so lange Sinn, wie die Teilnehmenden Erfolgserlebnisse und Spaß haben. Bei der Arbeit mit Menschen mit Demenz, auf die dies zutrifft, hat es sich bewährt, folgende Punkte zu berücksichtigen.

- **Alltagsnah.** Themen und Übungen für Menschen mit Demenz orientieren sich am echten Leben und sind nicht abstrakt.

- **Thematisch.** Eine thematische Orientierung ist förderlich für die Konzentration und weckt, bei der richtigen Themenauswahl, das Interesse der Teilnehmenden.

- **Rituale.** Zu Beginn und zum Ende immer das gleiche Lied zu singen, eine Klangschale anzustimmen oder Ähnliches, erleichtert Menschen mit Demenz die Wiedererkennung des Angebots.

- **Reale Dinge einbauen.** Durch den Einsatz realer Dinge lassen sich am besten mehrere Sinne einbeziehen. Es ist besser, einen Apfel mitzubringen, als ein Bild von einem Apfel zu zeigen. Es ist besser, ein Bild von einem Apfel zu zeigen, als nur von einem Apfel zu sprechen.

- **Musik.** Der Einsatz von Musik gilt als „Königsweg“ in der Betreuung von Menschen mit Demenz. Im Gedächtnistraining gibt es viele Möglichkeiten, diesen Königsweg einzubauen.

- **Erfolgserlebnisse.** Es wurde bereits erwähnt, aber es ist so wichtig, dass eine Wiederholung an dieser Stelle erlaubt sein soll: Ein Gedächtnistraining ist so lange sinnvoll, wie der Teilnehmende Spaß und Erfolgserlebnisse hat. Wenn ein Teilnehmender keine Erfolgserlebnisse mehr hat, ist Gedächtnistraining das falsche Angebot.

Wie die Übungen aufgebaut sind

Die vorgestellten Übungen wurden jeweils zu einem Thema zusammengestellt. Die meisten Übungen können sowohl in Einzelarbeit als auch in der Kleingruppe durchgeführt werden. Sie lassen sich einzeln nutzen oder zu einer Übungsstunde kombinieren. Durch die Auswahl der passenden Bausteine können Sie die Besonderheiten und Vorlieben der Teilnehmenden berücksichtigen. Manchen Übungen sind um Varianten ergänzt, so dass sie leichter oder auch schwieriger werden.
Beachten Sie bitte, dass Pauschalaussagen zum Schwierigkeitsgrad einer Übung nicht zwangsläufig auch zu Ihren Teilnehmenden passen müssen. Wägen Sie immer selbst ab, welcher Schwierigkeitsgrad für Ihre Teilnehmenden bei welcher Übung angemessen ist. Wenn einzelne Übungen auch in der leichten Version zu schwierig erscheinen, dann verzichten Sie auf die Durchführung.

Sie kennen Ihre Teilnehmenden am besten!

Die Übungen zu einem Thema decken bestimmte Trainingsbereiche ab. Natürlich ist die Aufteilung in Trainingsbereiche theoretischer Natur. Es gibt keine Übung, die nur einen einzigen Trainingsbereich abdeckt.

Mit allen Sinnen: Die vorgestellten Übungseinheiten beginnen jeweils mit Vorschlägen für die Einbeziehung realer Gegenstände. Beim Anschauen und Betasten der Gegenstände werden Erinnerungen geweckt. Bei manchen Themen finden Sie weitere Vorschläge, um die Sinne im Verlauf des Gedächtnistrainings mit den realen Gegenständen zu aktivieren.

Assoziieren: Unser Gehirn ist den ganzen Tag damit beschäftigt, Informationen miteinander zu verknüpfen. Bei den Assoziationsübungen geht es darum, dieses Verknüpfen gezielt hervorzurufen.

Mit Fantasie: Übungen zu Fantasie und Kreativität fallen manchen Seniorinnen und Senioren schwer. Umso wichtiger ist es, diese Übungen in das Gedächtnistraining zu integrieren.

Musik: Musik verleiht dem Gedächtnistraining Leichtigkeit und weckt Emotionen. Für die Arbeit mit Menschen mit Demenz gilt die Musik als Königsweg, da sie fest mit Emotionen und Erinnerungen verknüpft ist.

In Worte fassen: Bei vielen Gedächtnistrainingübungen muss formuliert werden. Bei den Übungen mit dem Trainingsbereich „In Worte fassen“ wird diese Fähigkeit auch ganz gezielt trainiert.

Konzentrieren: Konzentration ist die Fähigkeit, die Aufmerksamkeit zu fokussieren.

Urteilen: Beim Urteilen geht es nicht darum, etwas zu wissen, sondern es geht darum, Wahrscheinlichkeiten abzuwägen.

Merken: Der Trainingsbereich, den die meisten zuerst mit Gedächtnistraining verbinden, ist ebenfalls Teil der vorgestellten Übungen.

Bewegung: Denken Sie immer daran, dass Bewegung das Gedächtnistraining erfolgreicher macht.

Struktur und Zusammenhang: Dinge einordnen, strukturieren und zuordnen zu können, ist eine wichtige Alltagsfertigkeit.

Worte finden: Leichte Wortfindungsstörungen können mit Wortfindungsübungen bekämpft werden.

Wissen: Im Leben gelerntes Wissen ist in unserem Langzeitgedächtnis verankert. Wissen, das abgerufen wird, bleibt einem länger erhalten.

Entspannung: Entspannende Elemente während des Gedächtnistrainings und ein entspannender Ausklang sind wichtig für ein gelungenes Gedächtnistraining.

ARBEITSWELT

Feuerwehrmann, Prinzessin oder Arzt: Viele Kinder haben schon ganz genaue Vorstellungen davon, was einmal aus ihnen werden soll. Ob sich der Wunsch aus Kindertagen dann später auch erfüllt, steht auf einem ganz anderen Blatt. Fest steht allerdings, dass kaum etwas unser Dasein so beeinflusst wie das Arbeitsleben.

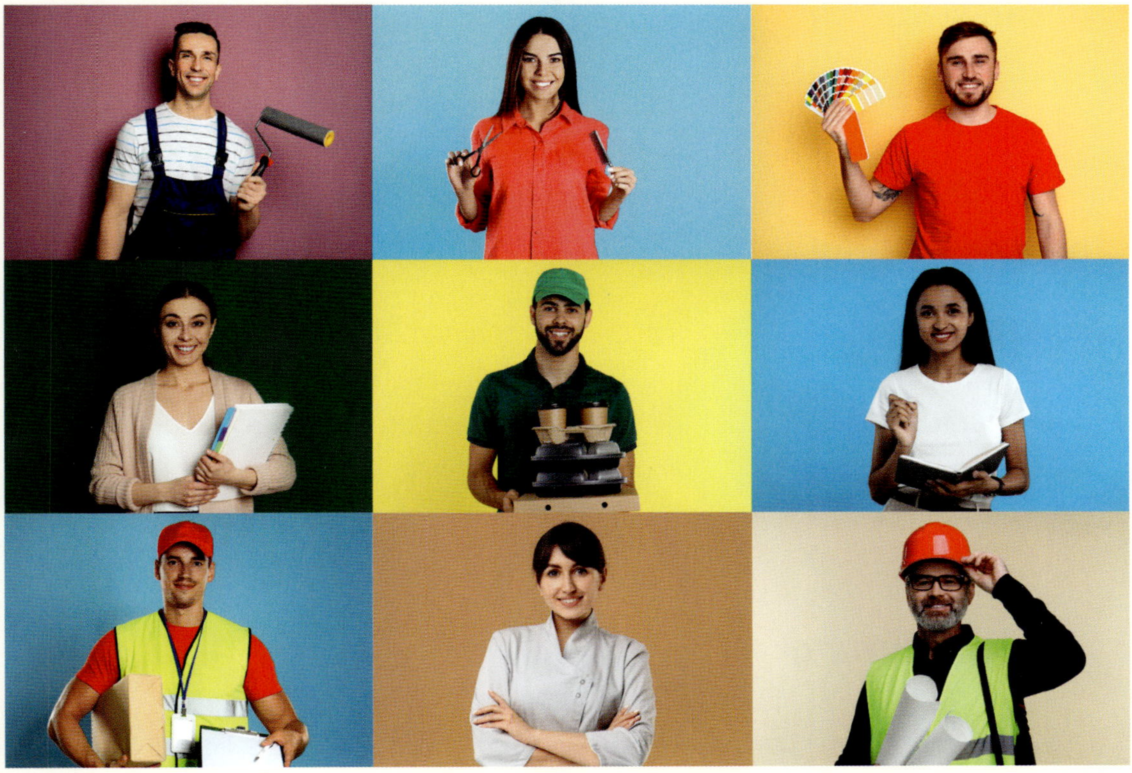

Berufswelt und biografische Anknüpfungspunkte

TRAININGSBEREICHE	*Mit allen Sinnen* *Assoziieren* *In Worte fassen* *Worte finden*
MATERIAL	*verschiedene Materialien, die typisch für bestimmte Berufe sind, z.B: Kochlöffel (Koch), Nudelholz (Bäcker), Pinsel (Maler), Maurerkelle (Maurer), Schere/Föhn (Friseur), Garn (Schneider), Locher (Sekretär), Buch (Bibliothekar), Notenheft (Musiker), Blutdruckmessgerät/Stethoskop (Arzt)*
ZEIT	*ca. 15 bis 20 Minuten*
VORBEREITUNG	*Platzieren Sie das Material so, dass alle Teilnehmenden es gut sehen können.*

Durchführung

Berufstypische Materialien werden in die Mitte des Tischs gelegt. Aufkeimende Gespräche können durch gezielte Fragen oder das Vorlesen der Anekdote weiter angeregt werden.

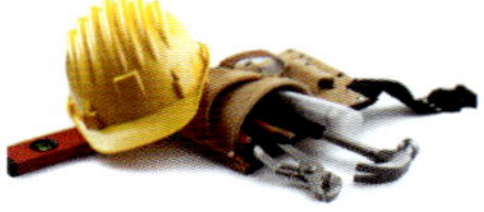

Beispiele für Fragen

- Haben Sie einen Beruf erlernt?
  Wenn ja:
  → Wie wurden Sie in Ihrer Ausbildung behandelt?
- Hat Ihnen Ihr Beruf Spaß gemacht?
- War es Ihr Wunschberuf?
  Wenn nicht:
  → Was wären Sie lieber geworden?
- Wurde Ihr Lohn früher noch in Form einer „Lohntüte“ ausgezahlt?
- Erinnern Sie sich noch an Ihr erstes selbst verdientes Geld?
  Wenn ja:
  → Wissen Sie noch, wofür Sie es ausgegeben haben?
- Was mochten Sie an Ihrer Arbeit?
- Was hat Ihnen an Ihrer Arbeit nicht gefallen?

Anekdote

Diese Anekdote kann vorgelesen werden, um bei den Teilnehmenden Erinnerungen zu wecken.

Eigentlich wäre ich gern Polizistin geworden, das kam aber damals nicht infrage. Also machte ich eine Lehre in einem Feinkostgeschäft. Unser Chef war sehr nett zu uns. Wir mussten alle Dinge, die wir verkauften, auch probieren. Er sagte immer, dass wir die Kunden nicht beraten könnten, wenn wir selbst nicht wüssten, wie die Dinge schmeckten.

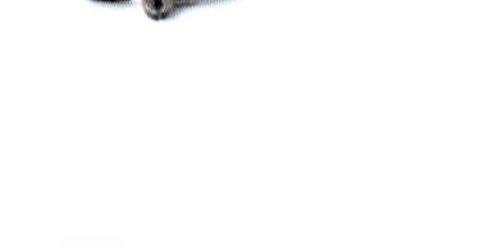

Variante ohne Material

Durchführung

Die Teilnehmenden betrachten eines der folgenden Bilder anstelle des Materials.

- Fragen Sie, was die Teilnehmenden auf dem Bild sehen. Fragen Sie auch nach Einzelheiten und ob das Bild etwas Bekanntes darstellt.
- Wenn die Teilnehmenden das Bild nicht sehen können ODER wenig bis gar nicht sprechen, dann beschreiben Sie das Bild aus Ihrer Perspektive so genau wie möglich.

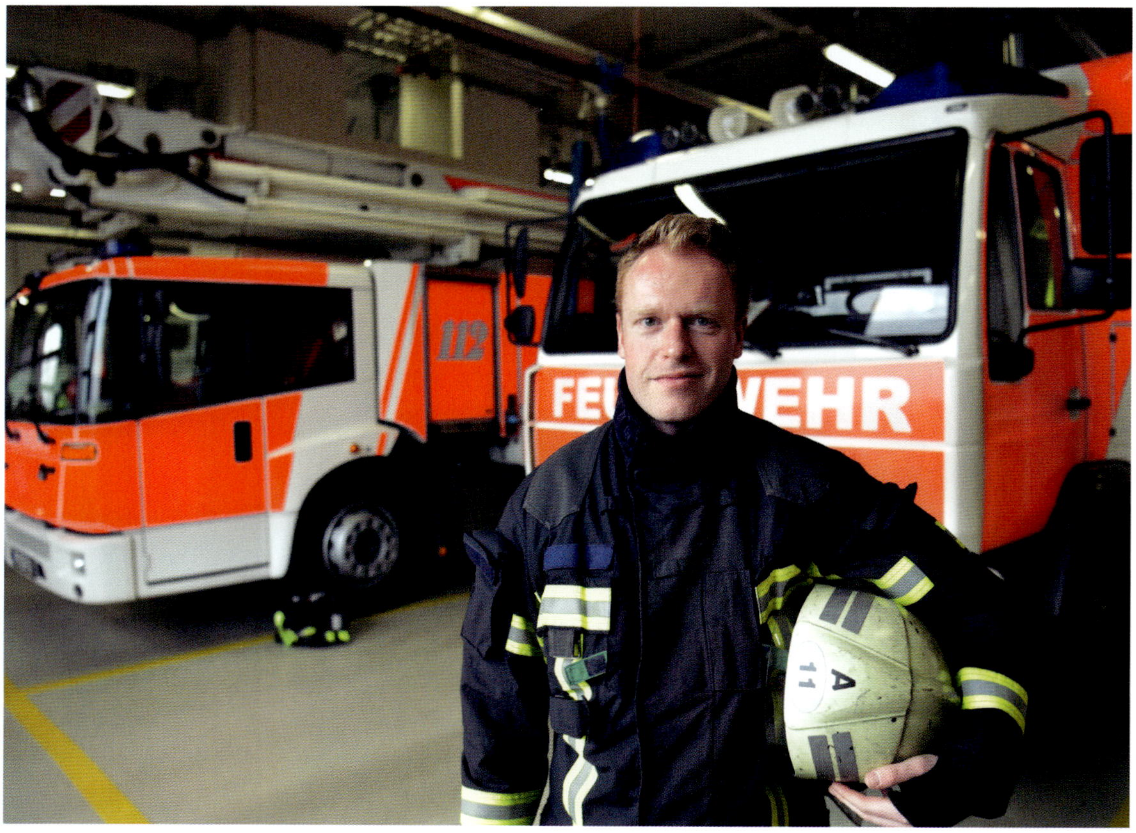

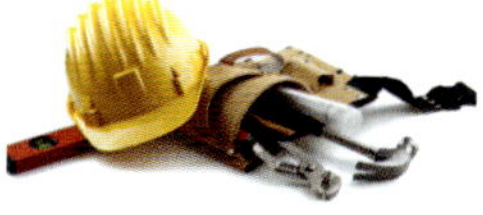

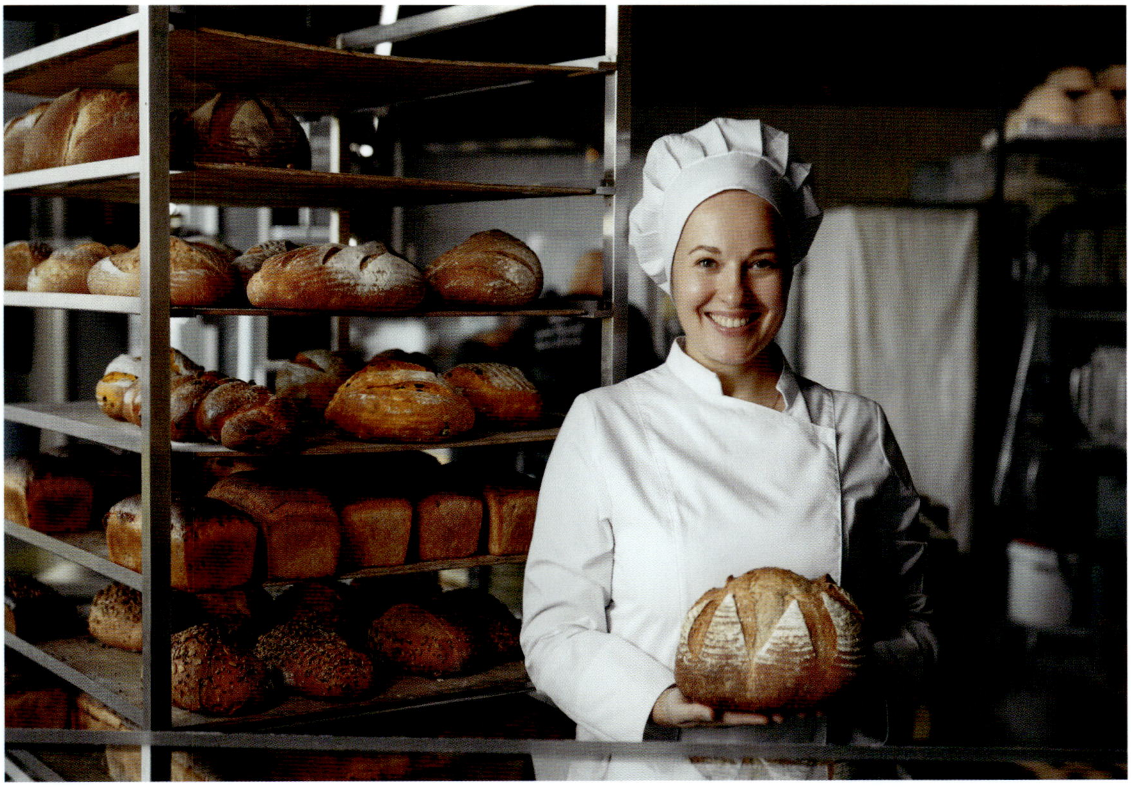

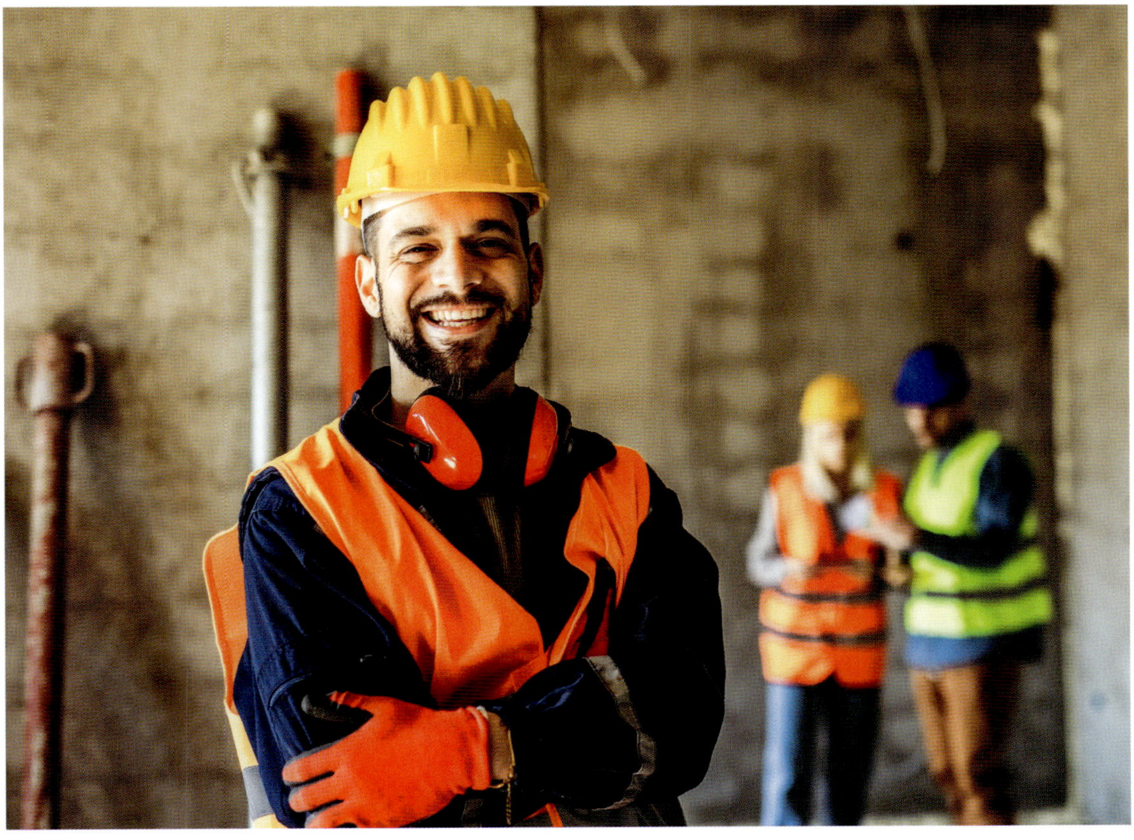

Witz: Auf der Arbeit

TRAININGSBEREICH	*Entspannung*
MATERIAL	*keins*
ZEIT	*ca. 1 Minute*
VORBEREITUNG	*keine*

Durchführung

Lesen Sie folgenden Witz vor:

Frau Müller hat das Gefühl, ihr Mann drückt sich vor der Arbeit. Ein Krankenschein mit fadenscheiniger Begründung folgt dem nächsten.
Eines Abends fragt sie ihren Mann:
„Magst du deine Arbeit nicht?"
Ihr Mann erwidert:
„Doch, doch, aber sie soll ja etwas Besonderes bleiben. Deswegen gehe ich nicht so oft hin."

Vielleicht kennt einer der Teilnehmenden auch einen schönen Witz. Lassen Sie die Teilnehmenden erzählen ...

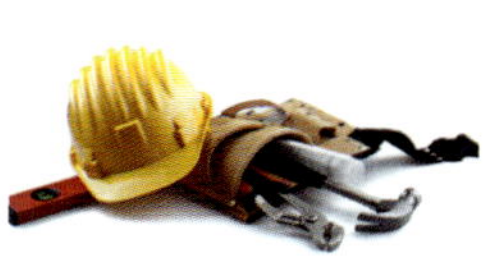

Gemeinsames Singen: „Wer will fleißige Handwerker seh'n"

TRAININGSBEREICHE *Musik*
Entspannung
Bewegung

MATERIAL *auf Wunsch Kopien vom Liedtext*

ZEIT *ca. 5 Minuten*

VORBEREITUNG *keine*

Durchführung

Gemeinsames Singen des Liedes „Wer will fleißige Handwerker seh'n". Die handwerklichen Tätigkeiten können mit passenden Bewegungen unterlegt werden.

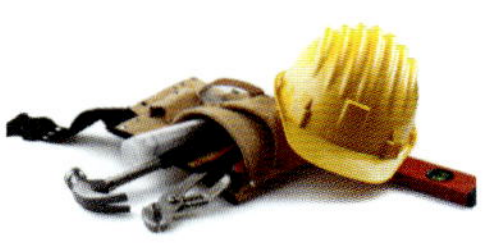

Wer will fleißige Handwerker seh'n

Wer will fleißige Handwerker seh'n,
der muss zu uns Kindern geh'n.
Stein auf Stein, Stein auf Stein,
das Häuschen wird bald fertig sein.
(Flache Hände im Wechsel übereinanderlegen.)

Wer will fleißige Handwerker seh'n,
der muss zu uns Kindern geh'n.
O wie fein, o wie fein,
der Glaser setzt die Scheiben ein.
(Mit den Händen imaginäre Fensterrahmen nachfahren.)

Wer will fleißige Handwerker seh'n,
der muss zu uns Kindern geh'n.
Tauchet ein, tauchet ein,
der Maler streicht die Wände fein.
(Streichbewegungen machen.)

Wer will fleißige Handwerker seh'n,
der muss zu uns Kindern geh'n.
Zisch, zisch, zisch; zisch, zisch, zisch,
der Tischler hobelt glatt den Tisch.
(Eine imaginäre Tischplatte abhobeln.)

Wer will fleißige Handwerker seh'n,
der muss zu uns Kindern geh'n.
Poch, poch, poch; poch, poch, poch,
der Schuster schustert zu das Loch.
(Mit einem imaginären Hammer klopfen.)

Wer will fleißige Handwerker seh'n,
der muss zu uns Kindern geh'n.
Stich, stich, stich; stich, stich, stich,
der Schneider näht ein Kleid für mich.
(Nähbewegungen machen.)

Wer will fleißige Handwerker seh'n,
der muss zu uns Kindern geh'n.
Rühre ein, rühre ein,
der Kuchen wird bald fertig sein.
(Rührbewegungen machen.)

Wer will fleißige Handwerker seh'n,
der muss zu uns Kindern geh'n.
Trapp, trapp, drein, trapp, trapp, drein,
jetzt geh'n wir von der Arbeit heim.
(Auf der Stelle laufen.)

Sprichwörter ergänzen

TRAININGSBEREICHE	*Assoziieren* *Worte finden* *Wissen* *In Worte fassen* *Struktur und Zusammenhang*
MATERIAL	*keins*
ZEIT	*ca. 5 Minuten*
VORBEREITUNG	*keine*

Durchführung

Lesen Sie den Anfang eines Sprichworts vor, das die Teilnehmenden dann ergänzen.

- Der dümmste Bauer ... → ... **erntet die dicksten Kartoffeln.**
- Viele Köche ... → ... **verderben den Brei.**
- Wenn der Bauer nicht schwimmen kann, ... → ... **liegt's an der Badehose.**
- Lehrjahre sind ... → ... **keine Herrenjahre.**
- Es ist noch kein Meister ... → ... **vom Himmel gefallen.**
- Was der Bauer nicht kennt, ... → ... **das frisst er nicht.**
- Wer keine Arbeit hat, ... → ... **der macht sich welche.**

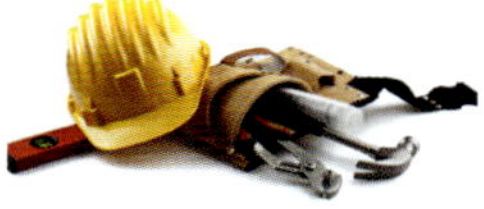

- Erst die Arbeit, ... → ... **dann das Vergnügen.**
- Lehrers Kinder, Pfarrers Vieh ... → ... **gedeihen selten oder nie.**
- Übung macht ... → ... **den Meister.**
- Jeder ist seines ... → ... **Glückes Schmied.**
- Hunger ist der ... → ... **beste Koch.**
- Ohne Fleiß ... → ... **kein Preis.**
- Klappern gehört ... → ... **zum Handwerk.**
- Arbeit ist ... → ... **das halbe Leben.**
- Wer rastet, ... → ... **der rostet.**
- Handwerk hat ... → ... **goldenen Boden.**
- Der frühe Vogel fängt ... → ... **den Wurm.**
- Dienst ist Dienst ... → ... **und Schnaps ist Schnaps.**
- Not macht ... → ... **erfinderisch.**
- Probieren geht ... → ... **über Studieren.**
- Wo gehobelt wird,... → ... **da fallen Späne.**

Mittelschwere und schwere Variante

Lesen Sie das Ende eines Sprichworts vor und die Teilnehmenden ergänzen die erste Hälfte.

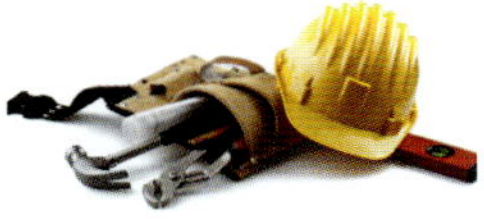

Geschichte ergänzen

TRAININGSBEREICHE	*Mit Fantasie* *Worte finden* *Assoziieren*
MATERIAL	*keins*
ZEIT	*ca. 4 Minuten*
VORBEREITUNG	*keine*

Durchführung

Lesen Sie die folgende Geschichte vor. Die Teilnehmenden ergänzen nach ihren eigenen Ideen die fehlenden Wörter.

Heute ist ein Tag, an dem ich viel zu erledigen habe.
Als Erstes fahre ich zu unserem Schuster, Herrn ______________ .
Dort gebe ich meine ______________ zum Reparieren ab.

Die zweite Station ist meine Friseurin, Frau ______________ . Ich möchte mal etwas Neues ausprobieren und bitte sie, mir die Haare ______________ zu färben.

Anschließend wartet schon mein Arzt, Herr ______________, auf mich. Mich quälen schon seit einiger Zeit Schmerzen im ______________ .

Ich habe Hunger und halte deswegen bei meinem Lieblingsbäcker namens ______________ an. Dort bestelle ich mir eine Tasse Kaffee und ______________.

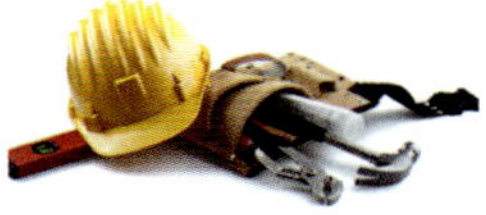

Leider treffe ich beim Bäcker meine geschwätzige Nachbarin, Frau ______________. Diese erzählt mir stundenlang von ihrem ______________.

Als ich vom Bäcker losfahre, macht mein Auto ein komisches Geräusch. Ich entschließe mich, zu unserer Autowerkstatt in der ______________ Straße zu fahren. Dort stellt der Mechaniker fest, dass ______________ und repariert den Schaden sofort.

Mir fehlen noch einige Lebensmittel, und ich fahre zum Supermarkt. In der Obst- und Gemüseabteilung empfiehlt mir die Verkäuferin die ______________ . Ich habe aber keinen Appetit darauf und kaufe stattdessen ______________ und ______________ und ______________ .

An der Fleischtheke spreche ich kurz mit dem Metzger, der mir ein schönes Stück ______________ zeigt. Ich nehme es mit und bestelle außerdem ______________ .

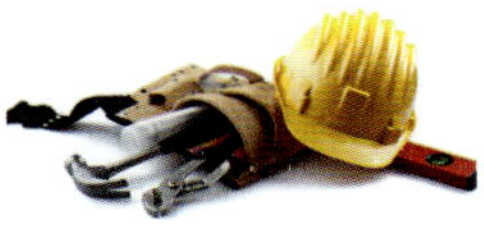

„Wer bin ich?" – Berufe raten

TRAININGSBEREICHE	*In Worte fassen* *Worte finden* *Wissen*
MATERIAL	*Zettel* *Stifte* *Klebestreifen*
ZEIT	*ca. 20 Minuten*
VORBEREITUNG	*Schreiben Sie auf jeden Zettel eine Berufsbezeichnung.*

Durchführung

Heften Sie den Teilnehmerinnen und Teilnehmern jeweils einen Zettel an die Kleidung – und zwar so, dass sie oder er selbst nicht sehen kann, was darauf geschrieben ist.
Der erste Teilnehmer darf nun den anderen gezielte Fragen stellen, um herauszufinden, welche Berufsbezeichnung er trägt. Die Fragen müssen mit Ja oder Nein zu beantworten sein.
Ziel ist, dass jeder der Reihe nach den Beruf auf seinem Zettel errät.

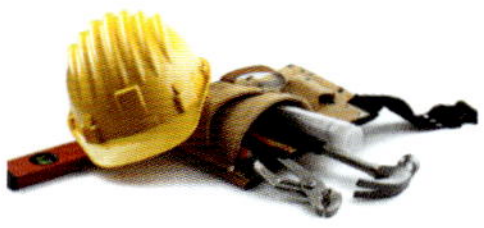

Leichte Variante

Durchführung

Die Zettel werden gemischt und verdeckt ausgelegt. Drehen Sie sich kurz um oder schließen Sie die Augen. Bitten Sie einen der Teilnehmenden, einen Zettel zu ziehen und den anderen zu zeigen, was darauf steht. Anschließend wird der Zettel verdeckt zur Seite gelegt. Nun versuchen Sie, durch Fragen herauszufinden, welche Berufsbezeichnung auf dem Zettel stand. Die Teilnehmenden antworten nur mit Ja oder Nein.
Dies kann wiederholt werden, bis alle Zettel gezogen wurden.

Sie können die Teilnehmenden natürlich auch bitten, sich selbst Berufsbezeichnungen für die anderen Mitspielenden zu überlegen.

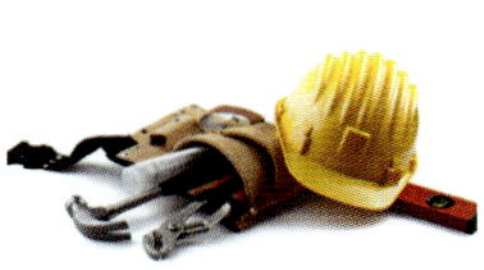

Verknüpfte Wörter

TRAININGSBEREICHE	*Assoziieren* *Mit Fantasie* *Worte finden* *Wissen* *Merken*
MATERIAL	*Wortkarten*
ZEIT	*ca. 10 Minuten*
VORBEREITUNG	*Wortkarten kopieren und ausschneiden. Nach Möglichkeit für den mehrfachen Gebrauch laminieren.*

Durchführung

Alle Karten werden verdeckt ausgelegt – die Karten mit den Tätigkeitswörtern getrennt von den anderen.
Jeder Teilnehmer zieht zwei Karten – eine Tätigkeitskarte und eine andere. Er liest die Aufschriften und legt die Karten vor sich hin.
Nun entwirft er im Kopf eine Szene, in der die beiden Begriffe verknüpft werden, und erzählt den anderen davon (siehe Beispiele).
Wenn reihum alle Karten gezogen wurden, zählen die Teilnehmenden auf, welche Kartenpaare sie hatten.

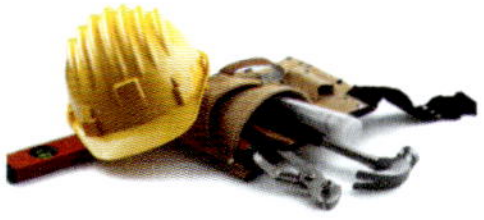

Lösungsbeispiele

Gezogene Karten: **kochen** und **Ring**
→ **Ich koche heute Tintenfisch-Ringe.**

Gezogene Karten: **schreiben** und **Fahrrad**
→ **Ich schreibe einen Brief und bringe ihn mit dem Fahrrad zur Post.**

Leichte Variante

Durchführung

Die Karten werden offen ausgelegt – Tätigkeitskarten getrennt von den anderen. Die Teilnehmenden wählen selbst aus, mit welcher Kartenkombination sie einen Satz bilden möchten.

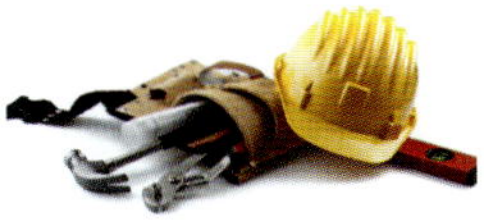

kochen	Ring
mauern	Pullover
malen	Flasche
backen	Bleistift
putzen	Pinsel
fahren	Kuchen
schreiben	Fahrrad
nähen	Farbe
kassieren	Eimer
verkaufen	Pfanne

tanzen	Decke
schwimmen	Pflanze
lesen	See
essen	Tisch
hören	Wald
gießen	Auto
schlafen	Schlauch
reparieren	Buch
bauen	Hof
fliegen	Mauer

Bilddetails merken: Porträtfoto

TRAININGSBEREICHE	*Merken* *Konzentrieren*
MATERIAL	*keins*
ZEIT	*ca. 3 Minuten*
VORBEREITUNG	*keine*

Durchführung

Bitten Sie die Teilnehmenden, das folgende Foto eine Minute lang zu betrachten und sich möglichst viele Details einzuprägen. Dann wird das Foto verdeckt und Sie stellen den Teilnehmenden die folgenden Fragen:

1. Hat das T-Shirt der Frau einen V-Ausschnitt oder einen runden Ausschnitt?
2. Welche Farbe hat das T-Shirt?
3. Trägt die Bewerberin Schmuck? Welchen?
4. Welche Farbe hat die Jacke der Bewerberin?
5. Wie lang sind die Haare der Bewerberin?
6. Welche Haarfarbe hat die Bewerberin?

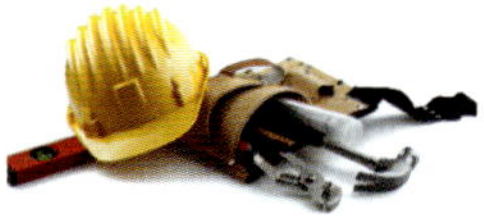

Lösung

1. rund
2. weiß
3. ja, eine Kette
4. schwarz
5. kurz
6. hellbraun

Leichte Variante

Durchführung

Stellen Sie eine Frage nach der anderen und zeigen Sie den Teilnehmenden nach jeder Frage kurz das Bild. Die Teilnehmenden beantworten dann die Frage.

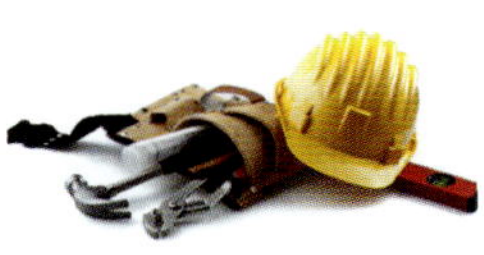

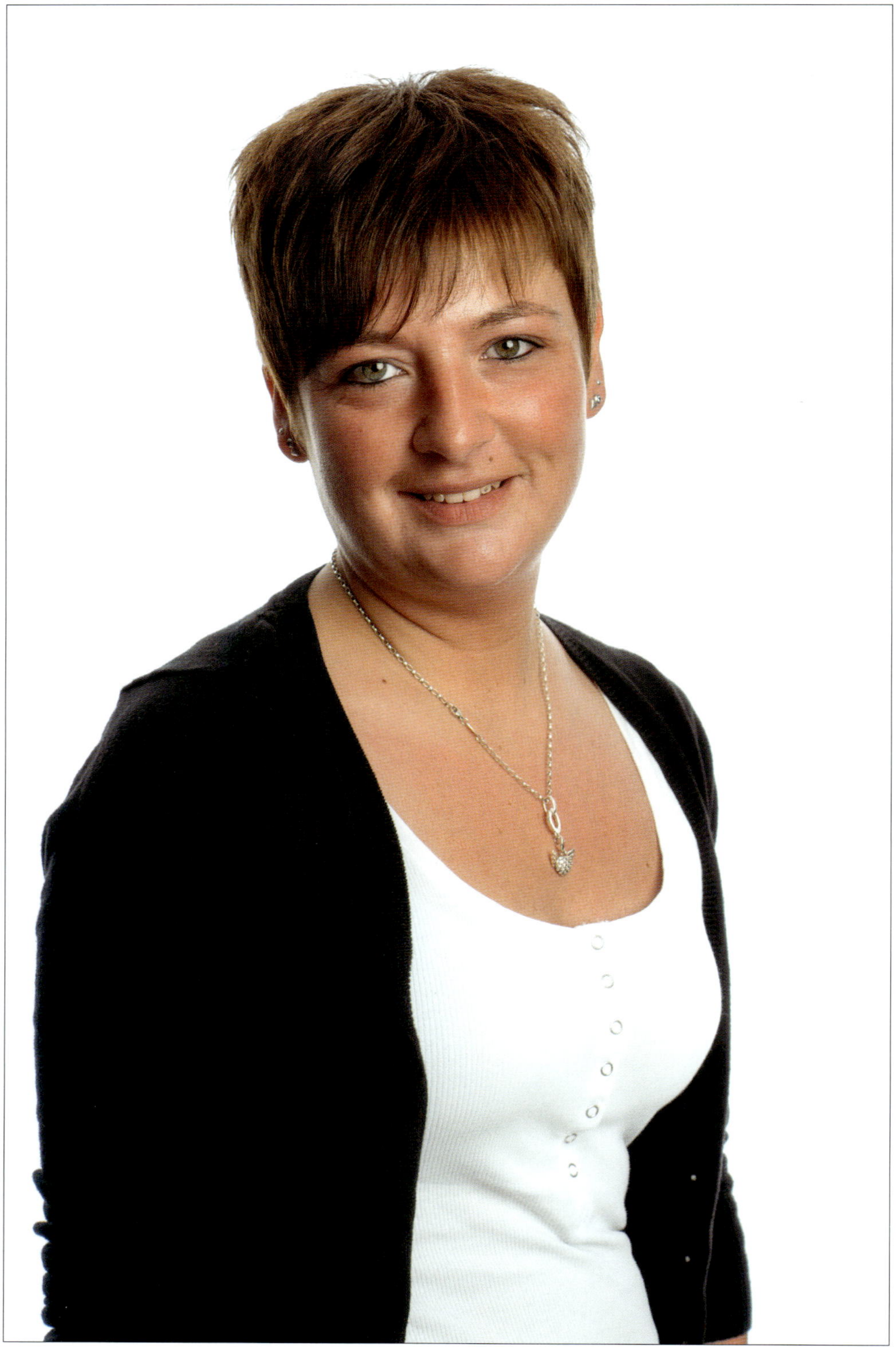

Umschriebene Berufe

TRAININGSBEREICHE	*Worte finden* *Konzentrieren* *Wissen*
MATERIAL	*keins*
ZEIT	*ca. 2 Minuten*
VORBEREITUNG	*keine*

Durchführung

Lesen Sie nacheinander die folgenden Umschreibungen vor. Die Teilnehmenden sagen, welcher Beruf gemeint ist.

Umschreibung	Lösung
• amerikanischer Rinderhirte	→ Cowboy
• Flugbegleiterin	→ Stewardess
• Weinhersteller	→ Winzer
• Angestellte beim Arzt	→ Arzthelferin
• Holzverarbeiter	→ Schreiner
• Haarschneiderin	→ Friseurin
• Geldabrechnerin in einem Geschäft	→ Kassiererin

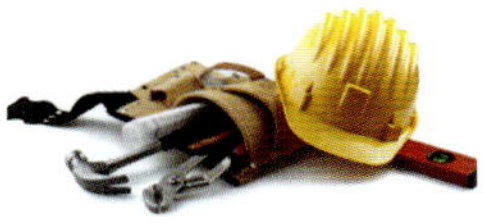

Wer macht was?

TRAININGSBEREICHE	*Bewegung* *Wissen* *Konzentrieren*
MATERIAL	*keins*
ZEIT	*ca. 5 Minuten*
VORBEREITUNG	*keine*

Durchführung

Erklären Sie den Teilnehmenden bestimmte Bewegungen, mit denen verschiedene Berufe dargestellt werden können:

- Friseur → Mit zwei Fingern eine schneidende Schere imitieren.
- Bäcker → Mit den Händen ein fiktives Nudelholz vor- und zurückrollen.
- Maler → Streichbewegung in der Luft imitieren.
- Koch → In einem fiktivem Topf rühren.

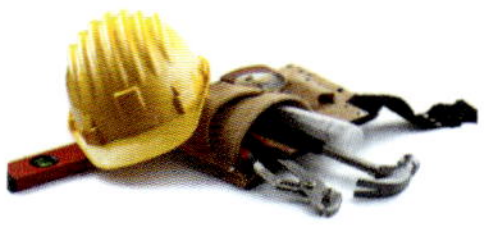

Lesen Sie danach die folgenden Fragen laut vor. Die Teilnehmenden antworten nicht mit Worten, sondern machen die Bewegung, die vorher dem entsprechenden Beruf zugeordnet wurde.

- Wer föhnt die Haare?
- Wer salzt die Suppe?
- Wer formt die Brezel?
- Wer tranchiert das Fleisch?
- Wer klebt die Steckdosen ab?
- Wer verziert den Brotkranz?
- Wer backt den Kuchen?
- Wer schneidet einen Bob?
- Wer schneidet die Tomaten klein?
- Wer rührt das Haarfärbemittel an?
- Wer rührt die Farben zusammen?
- Wer streicht die Wand?
- Wer dreht die Lockenwickler ein?
- Wer knetet den Teig?
- Wer grillt den Fisch?
- Wer fegt die Haare weg?
- Wer lackiert den Zaun?
- Wer tapeziert das Wohnzimmer?
- Wer kocht die Nudeln?
- Wer mischt die Hefe in den Teig?

Leichte Variante

Als Antwort wird jeweils der Beruf laut genannt und mit der Bewegung verknüpft.

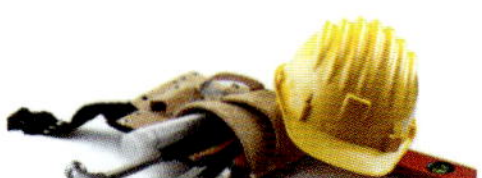

Berufe zuordnen

TRAININGSBEREICHE	*Struktur und Zusammenhang* *Wissen* *Konzentrieren*
MATERIAL	*Kopien des Arbeitsblatts* *Stifte*
ZEIT	*ca. 10 Minuten*
VORBEREITUNG	*Arbeitsblätter kopieren*

Durchführung

Verteilen Sie die Arbeitsblätter und die Stifte und bitten Sie die Teilnehmenden, die Aufgabe zu lösen. Die Lösung wird anschließend gemeinsam besprochen.

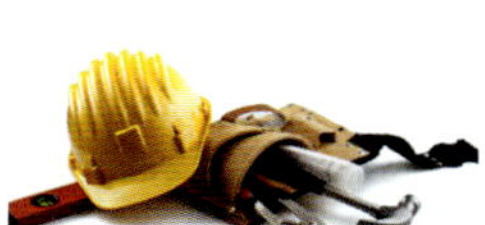

Bitte kreuzen Sie an, welcher Beruf am ehesten zu dem abgebildeten Symbol passt!

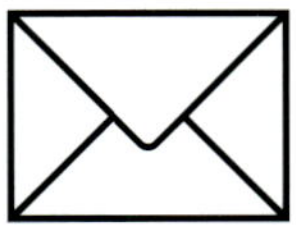	Bäcker	Briefträger	Bergmann
	Bibliothekar	Busfahrer	Bodenleger
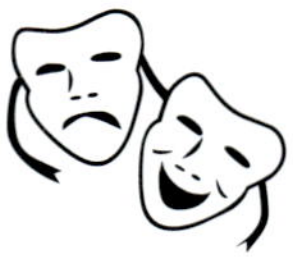	Schmied	Schuhmacher	Schauspieler
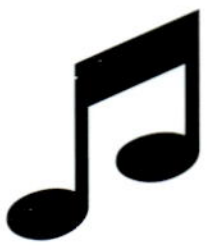	Sänger	Sportlehrer	Schneider
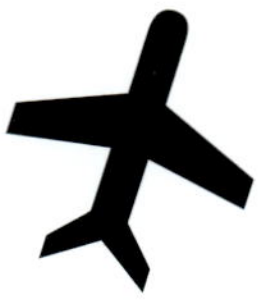	Physiker	Pilot	Polizist
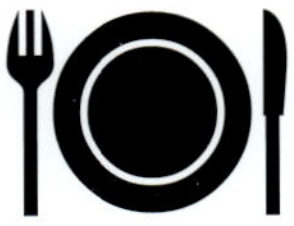	Kaufmann	Kämmerer	Koch
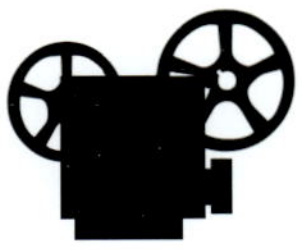	Kameramann	Kosmetiker	Konditor
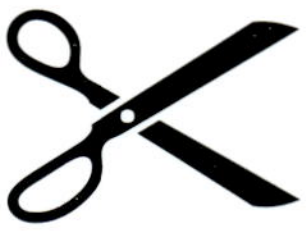	Fischer	Friseur	Fotograf

Quiz: Abkürzungen

TRAININGSBEREICHE	*Wissen* *Urteilen* *Konzentrieren*
MATERIAL	*keins*
ZEIT	*ca. 4 Minuten*
VORBEREITUNG	*keine*

Durchführung

Fragen Sie die Teilnehmenden, was die folgenden Abkürzungen aus der Wirtschaft bedeuten.

Abkürzung	Lösung
• DAX	→ Deutscher Aktienindex
• DIN	→ Deutsche Industrienorm
• RWE	→ Rheinisch-Westfälisches Elektrizitätswerk
• USD	→ US-Dollar
• EUR	→ Euro
• GmbH	→ Gesellschaft mit beschränkter Haftung
• AKW	→ Atomkraftwerk
• BMW	→ Bayerische Motoren-Werke
• TÜV	→ Technischer Überwachungsverein
• IHK	→ Industrie- und Handelskammer

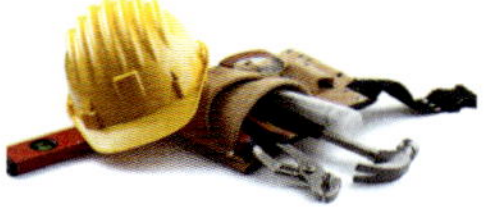

Leichte Variante

MATERIAL	*Flipchart, Tafel oder Zettel*

Durchführung

Schreiben Sie die Bedeutung der Abkürzungen auf Flipchart, Tafel oder Zettel. Dann lesen Sie jeweils eine Abkürzung vor und fragen, zu welcher der Bedeutungen die Abkürzung passt. Diese Bedeutung wird dann weggestrichen.

Fallen den Teilnehmenden noch weitere Abkürzungen ein?

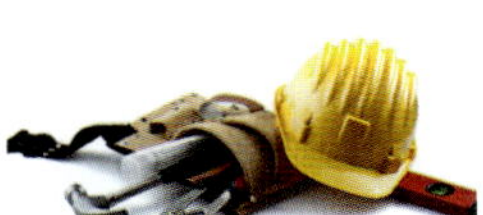

Wäre der Beruf etwas für mich?

TRAININGSBEREICHE	*Urteilen* *Mit Fantasie*
MATERIAL	*keins*
ZEIT	*ca. 3 Minuten*
VORBEREITUNG	*keine*

Durchführung

Nennen Sie verschiedene Berufe. Die Teilnehmenden werden aufgefordert, sich vorzustellen, sie hätten nicht den eigenen, sondern den genannten Beruf erlernt. Wenn die Teilnehmenden glauben, der genannte Beruf hätte ihnen Spaß gemacht, dann heben sie die Hand.

Berufe

- Friseur/Friseurin
- Bibliothekar/Bibliothekarin
- Florist/Floristin
- Maurer/Maurerin
- Anwalt/Anwältin
- Polizist/Polizistin
- Verkäufer/Verkäuferin
- Gärtner/Gärtnerin
- Koch/Köchin
- Sekretär/Sekretärin
- Konditor/Konditorin
- Kellner/Kellnerin

Auf Wunsch können die Teilnehmenden anschließend davon erzählen, welchen Beruf sie am liebsten erlernt hätten.

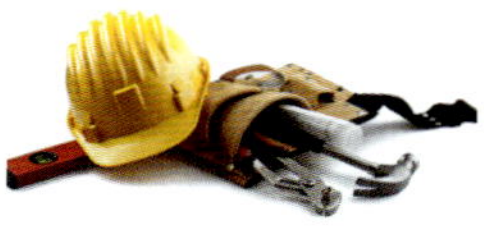

Sammlung: Werkzeuge

TRAININGSBEREICHE	*Assoziieren* *Worte finden* *Wissen*
MATERIAL	*Flipchart, Tafel oder Zettel*
ZEIT	*ca. 5 Minuten*
VORBEREITUNG	*keine*

Durchführung

Die Teilnehmenden sammeln Werkzeuge. Notieren Sie das Genannte auf Flipchart, Tafel oder Zettel.

Lösungsbeispiele

Hammer, Schraubenzieher, Zange, Säge, Bohrmaschine, Akkuschrauber, Wasserwaage, Zollstock, Cuttermesser, Feile, Schraubenschlüssel, Inbusschlüssel, Schere, Meißel, Schraubzwinge, Schleifpapier, Pinsel, Maurerkelle, Schaufel, Spachtel

Beim Sammeln der Werkzeuge entstehen vielfältige Gesprächsanlässe. Hier gibt es die Möglichkeit zum Austausch über selbst ausgeübte Tätigkeiten.

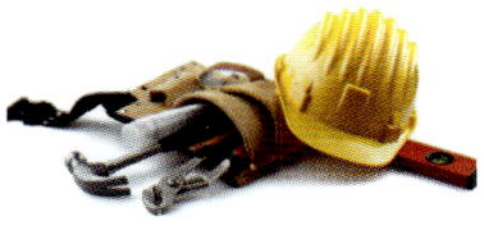

SPORTBEGEISTERT

Viele lieben es: Das Gefühl, der Lieblingsmannschaft vor dem Fernseher die Daumen zu drücken. Nicht nur Fußball gehört zum Leben dazu. Stars wie Boris Becker oder Katharina Witt haben ganze Generationen geprägt. Ob mit Ball, Schläger oder Schlittschuhen: Sport weckt Emotionen. Und Bewegung tut gut.

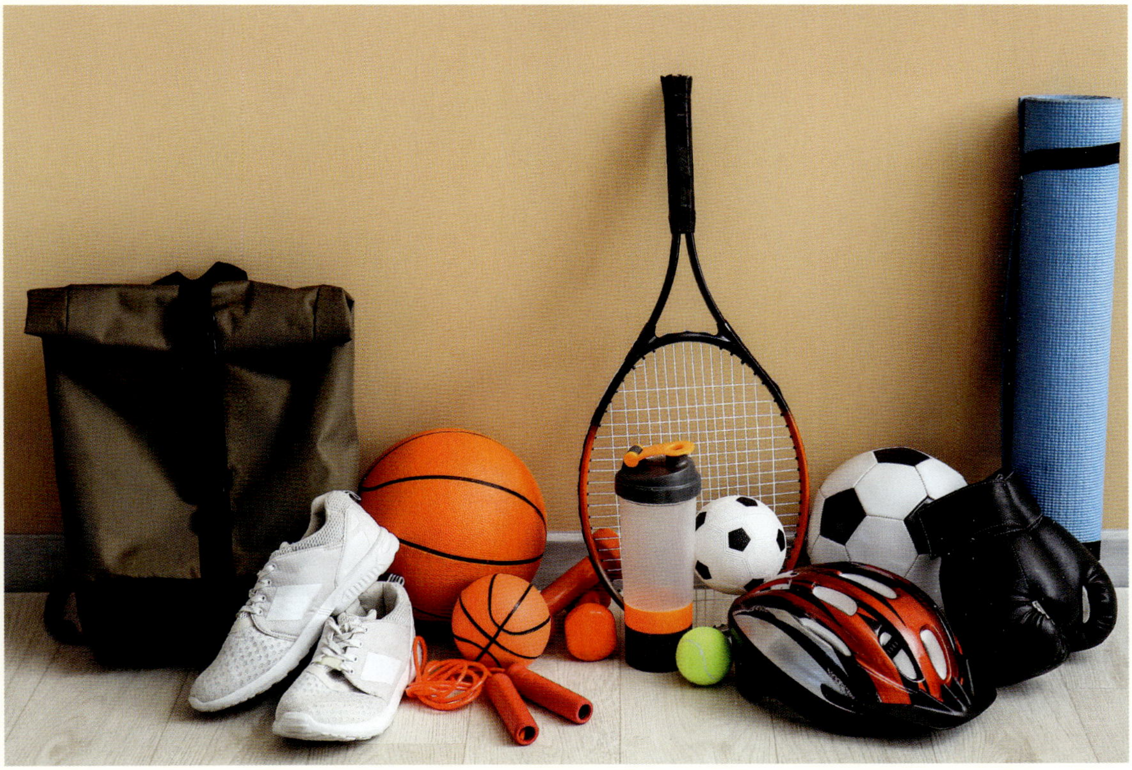

Sport und biografische Anknüpfungspunkte

TRAININGSBEREICHE	*Mit allen Sinnen* *Assoziieren* *In Worte fassen* *Worte finden*
MATERIAL	*verschiedene Bälle (Fußball, Volleyball, Tennisball, Tischtennisball, Federball), Tischtennisschläger, Tennisschläger, Sportschuhe, Springseil, Taucherbrille, Hantel …*
ZEIT	*ca. 15 bis 20 Minuten*
VORBEREITUNG	*Das Material wird von Ihnen so platziert, dass alle Teilnehmenden es gut sehen können.*

Durchführung

Hilfsmittel für verschiedene Sportarten werden in die Mitte des Tischs gelegt. Entstehende Gespräche können durch gezielte Fragen oder das Vorlesen der Anekdote (s. u.) weiter angeregt werden.

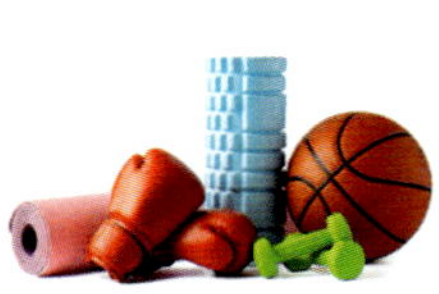

Beispiele für Fragen

- Machen Sie Sport bzw. haben Sie früher Sport gemacht?
  Wenn ja:
  → Welche Sportarten?
  → Haben Sie schon einmal an einem sportlichen Wettkampf/ Turnier teilgenommen?
- Haben Sie als Kind Turnunterricht in der Schule gehabt?
  Wenn ja:
  → Haben Sie gern am Turnunterricht teilgenommen?
- Schauen Sie gern Sport im Fernsehen?
  Wenn ja:
  → Welchen?
- Sind Sie ein Fußballfan?
  Wenn ja:
  → Von welchem Verein?
  → Haben Sie schon einmal ein Spiel live gesehen?

Anekdote

Diese Anekdote kann vorgelesen werden, um bei den Teilnehmenden Erinnerungen zu wecken.

Bei uns auf dem Pausenhof haben wir Mädchen immer gerne Brennball gespielt. Wir mussten die Lehrerin um einen Ball bitten und haben mit Kreide ein Spielfeld auf die Steine gemalt. Ich war immer besonders gut im Brennballspielen und häufig die letzte Spielerin, die noch im Feld stand.

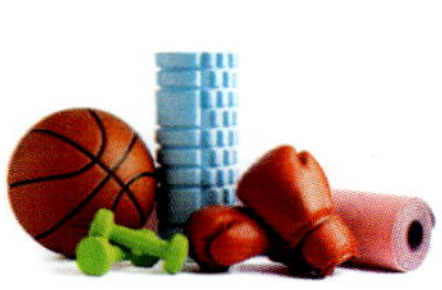

Variante ohne Material

Die Teilnehmenden betrachten eines der folgenden Bilder anstelle des Materials.

- Fragen Sie, was die Teilnehmenden auf dem Bild sehen. Fragen Sie auch nach Einzelheiten und ob das Bild etwas Bekanntes darstellt.

- Wenn die Teilnehmenden das Bild nicht sehen können ODER wenig bis gar nicht sprechen, dann beschreiben Sie das Bild aus Ihrer Perspektive so genau wie möglich.

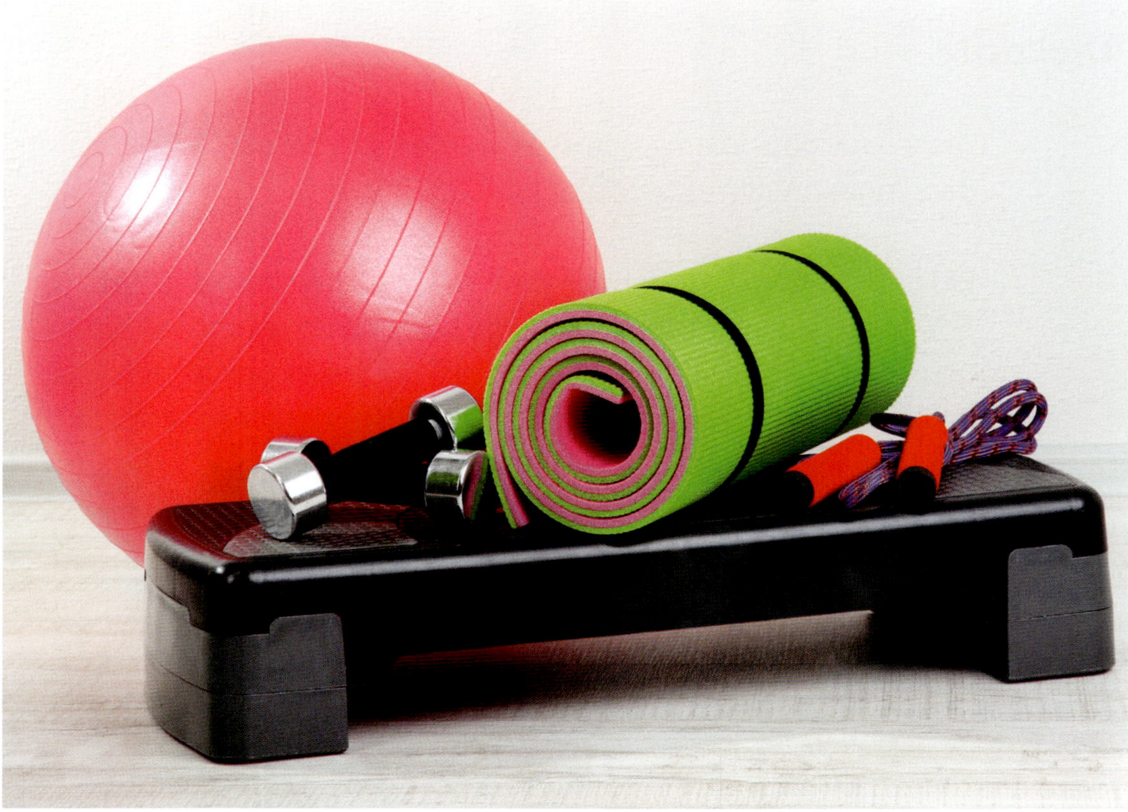

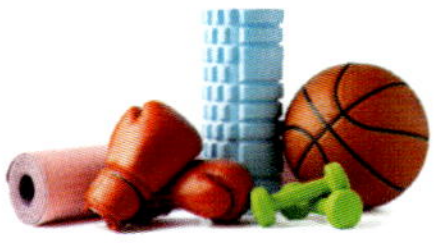

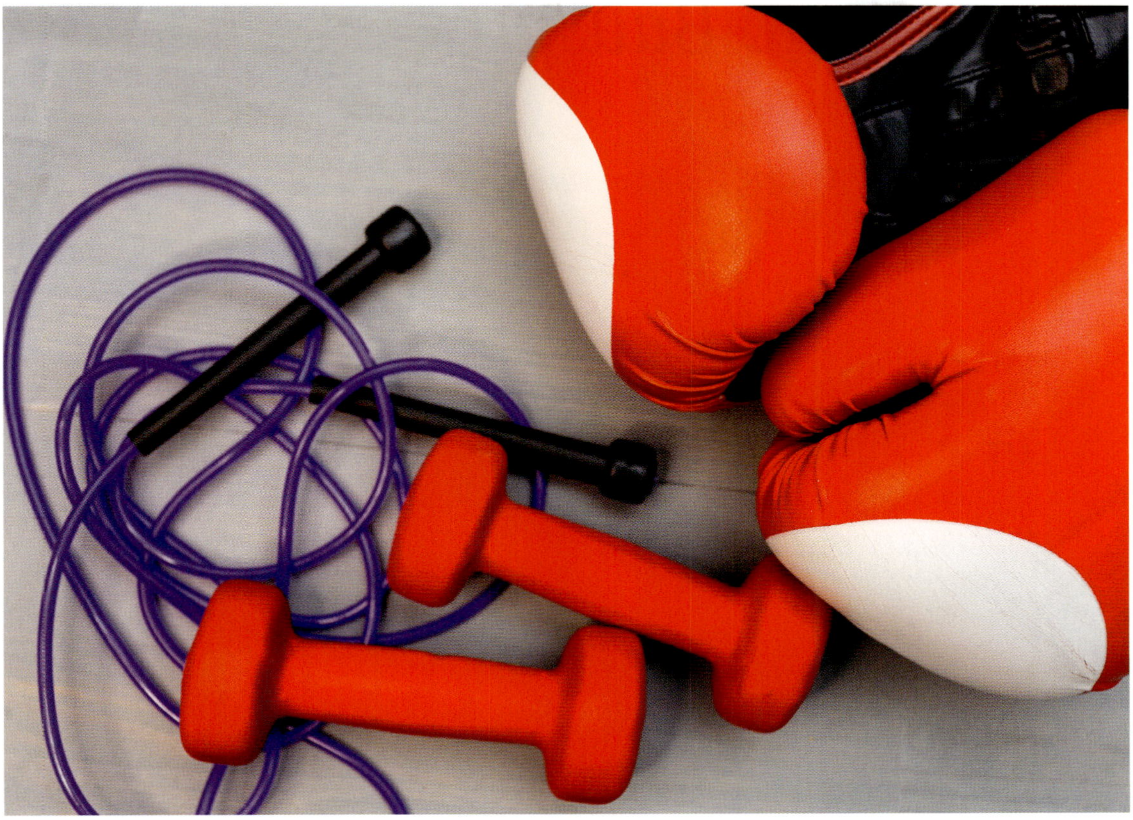

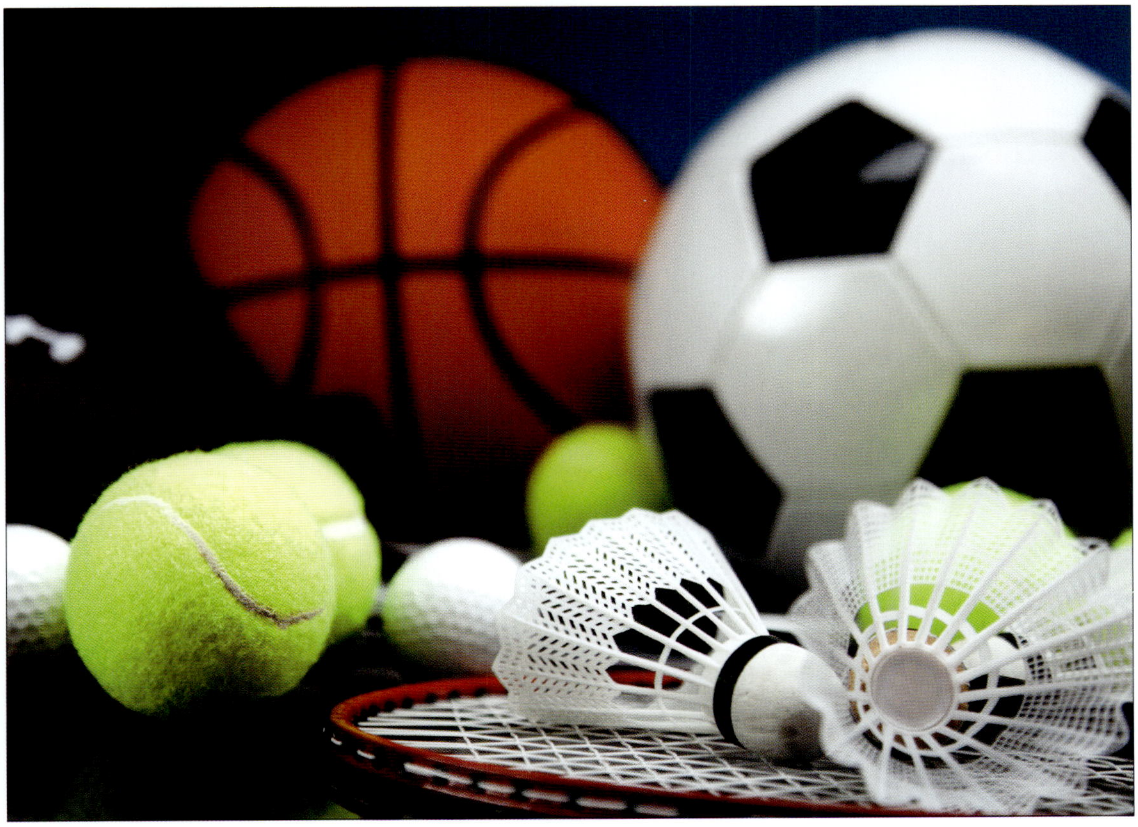

Sammlung: Ballsportarten

TRAININGSBEREICHE	*Assoziieren* *Worte finden* *Wissen*
MATERIAL	*Flipchart, Tafel oder Zettel*
ZEIT	*ca. 5 Minuten*
VORBEREITUNG	*keine*

Durchführung

Die Teilnehmenden sammeln Ballsportarten. Notieren Sie das Genannte auf Flipchart, Tafel oder Zettel.

Lösungsbeispiele

Tischtennis, Tennis, Fußball, Handball, Basketball, Golf, Volleyball, Hockey, Brennball

Beim Sammeln der Ballsportarten entstehen vielfältige Gesprächsanlässe. Hier gibt es die Möglichkeit zum Austausch über selbst ausgeübte Sportarten, große sportliche Ereignisse und berühmte Sportlerinnen und Sportler.

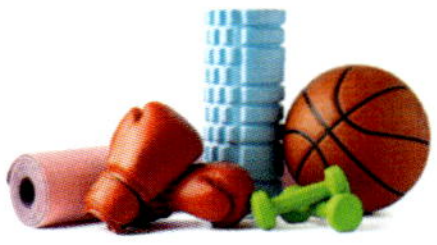

Geschichte ergänzen

TRAININGSBEREICHE	*Mit Fantasie* *Worte finden* *Assoziieren*
MATERIAL	*keins*
ZEIT	*ca. 5 Minuten*
VORBEREITUNG	*keine*

Durchführung

Lesen Sie die folgende Geschichte Satz für Satz vor. Dort, wo Lücken sind, machen Sie einen Laut oder eine Geste. Die Teilnehmenden vervollständigen dann den Satz.

1. Theodor ______________ ist ein Spitzensportler.
2. Schon mit drei Jahren hat er angefangen zu ______________.
3. Seine ______________ war damals schon sehr stolz auf ihn, und heute gibt es niemanden, der ihm das Wasser reichen kann.
4. ______________ hat immer gesagt, dass Theodor es nie zu etwas bringen wird. Das hat seinen Ehrgeiz angestachelt.
5. Leider muss Theodor aufgrund seines Lieblingssports auf ______________ verzichten.
6. Letztes Jahr hat er das ______________ gewonnen.
7. Sein ______________ saß in der ersten Zuschauerreihe und hat ihm hinterher auch als Erster gratuliert.
8. Von dem Preisgeld hat er sich ein ______________ gekauft.
9. Sein großes Ziel für die Zukunft ist ______________.
10. Wenn er mal nicht trainiert, macht Theodor in seiner Freizeit am liebsten ______________.

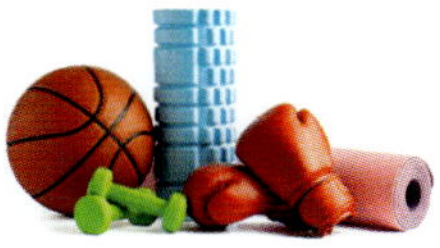

Sportverse schreiben

TRAININGSBEREICHE	*Worte finden* *In Worte fassen*
MATERIAL	*Flipchart, Tafel oder Zettel*
ZEIT	*ca. 10 Minuten*
VORBEREITUNG	*Reimwörter auf Flipchart, Tafel oder Zettel schreiben*

Durchführung

Bitten Sie die Teilnehmenden, mit einem der folgenden Reimwörterpaare ein zweizeiliges Gedicht zu erfinden.

Reimwörter

Ball, fall ++ Seil, Pfeil ++ Hantel, Mantel ++ Turnschuh, Kuh
Matte, Debatte ++ Pferd, Herd ++ Reck, Versteck ++
Schatz, Sportplatz

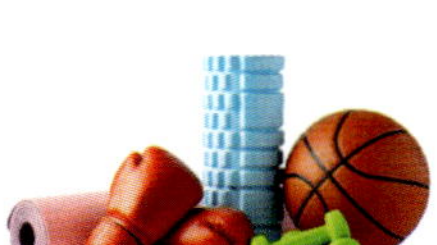

Beispiele

Heute spiel ich Ball
und hoff, dass ich nicht fall.

Ich hüpfe übers Seil
schneller als ein Pfeil.

Ich übe mit der Hantel
und trage keinen Mantel.

Fit wie ein Turnschuh
ist diese Alpen-Kuh.

Mach Platz auf der Matte,
ich will keine Debatte.

Heute steht das Pferd
ganz allein am Herd.

Ich turne nicht am Reck,
ich such mir ein Versteck.

Ich suche meinen lieben Schatz
und finde ihn auf dem Sportplatz.

Leichte und mittelschwere Variante

Durchführung

Bitten Sie die Teilnehmenden, einen Satz zu bilden, in dem ein Reimwörterpaar vorkommt.

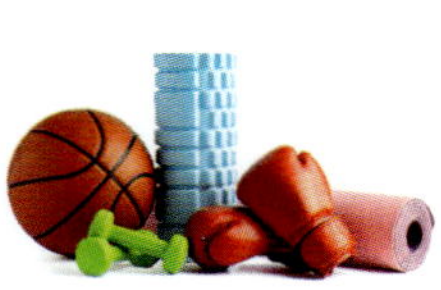

Informationen über berühmte Sportler zuordnen

TRAININGSBEREICHE	*Urteilen* *Wissen* *Konzentrieren*
MATERIAL	*Textkarten*
ZEIT	*ca. 8 Minuten*
VORBEREITUNG	*Die Textkarten ein Mal kopieren und ausschneiden. Für den mehrfachen Gebrauch evtl. laminieren.*

Durchführung

Die Karten mischen und offen auf dem Tisch verteilen. Die Teilnehmenden versuchen, jedem Namen eine passende Information zuzuordnen.

Lösung

Die vorhandene Anordnung entspricht der Lösung.

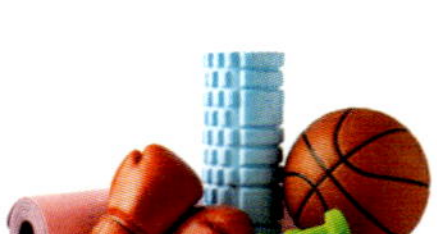

Steffi Graf	... machte zusammen mit ihrem Vater 1995 durch einen Steuerskandal auf sich aufmerksam.
Boris Becker	... hat einen Sohn, der Amadeus heißt, und zwei Söhne mit biblischen Namen.
Michael Schuhmacher	... errang sieben WM-Titel und hält damit den Rekord in seiner Sportart.
Franz Beckenbauer	... wuchs in München auf.
Fritz Walter	... war Ehrenbürger der Stadt Kaiserslautern.

Katharina Witt	... wurde in der DDR intensiv durch das Ministerium für Staatssicherheit überwacht.
Rudi Altig	... arbeitete vor seiner Sportkarriere als Kfz-Elektriker.
Hans-Jürgen Bäumler	... veröffentlichte 1964 die Single „Wunderschönes fremdes Mädchen“.
Rosi Mittermaier	... ist gelernte Hotelfachfrau.
Bert Trautmann	... hatte einmal einen Genickbruch.

Bilddetails merken: Sport

TRAININGSBEREICHE	*Merken* *Konzentrieren*
MATERIAL	*keins*
ZEIT	*ca. 5 Minuten*
VORBEREITUNG	*keine*

Durchführung

Bitten Sie die Teilnehmenden, das Bild eine Minute lang zu betrachten und sich möglichst viele Details einzuprägen. Anschließend verdecken Sie das Bild und stellen die folgenden Fragen an die Teilnehmenden:

1. Was hat der Mann in der Hand?
2. Trägt er eine lange oder eine kurze Hose?
3. Welche Farbe hat die Hose des Mannes?
4. Welche Farbe hat das T-Shirt des Mannes?
5. Welche Farbe hat der Kragen des T-Shirts?
6. Welche Haarfarbe hat der Mann?
7. Was trägt der Mann über der rechten Schulter?

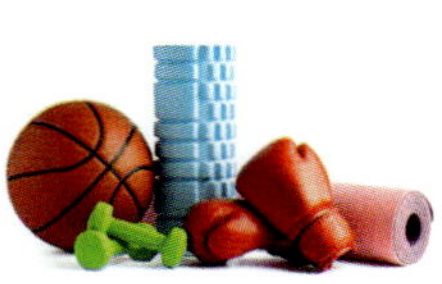

Lösung

1. Tennisschläger
2. kurze Hose
3. weiß
4. blau und schwarz
5. schwarz
6. weiß/grau
7. weißes Handtuch

Leichte Variante

Durchführung

Stellen Sie eine Frage nach der anderen und zeigen Sie den Teilnehmenden nach jeder Frage kurz das Bild. Die Teilnehmenden beantworten dann die Frage.

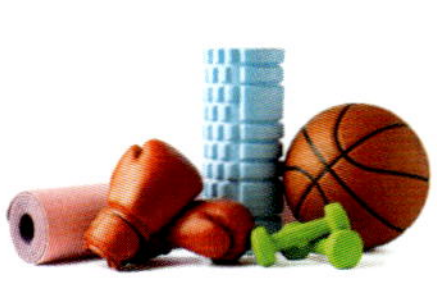

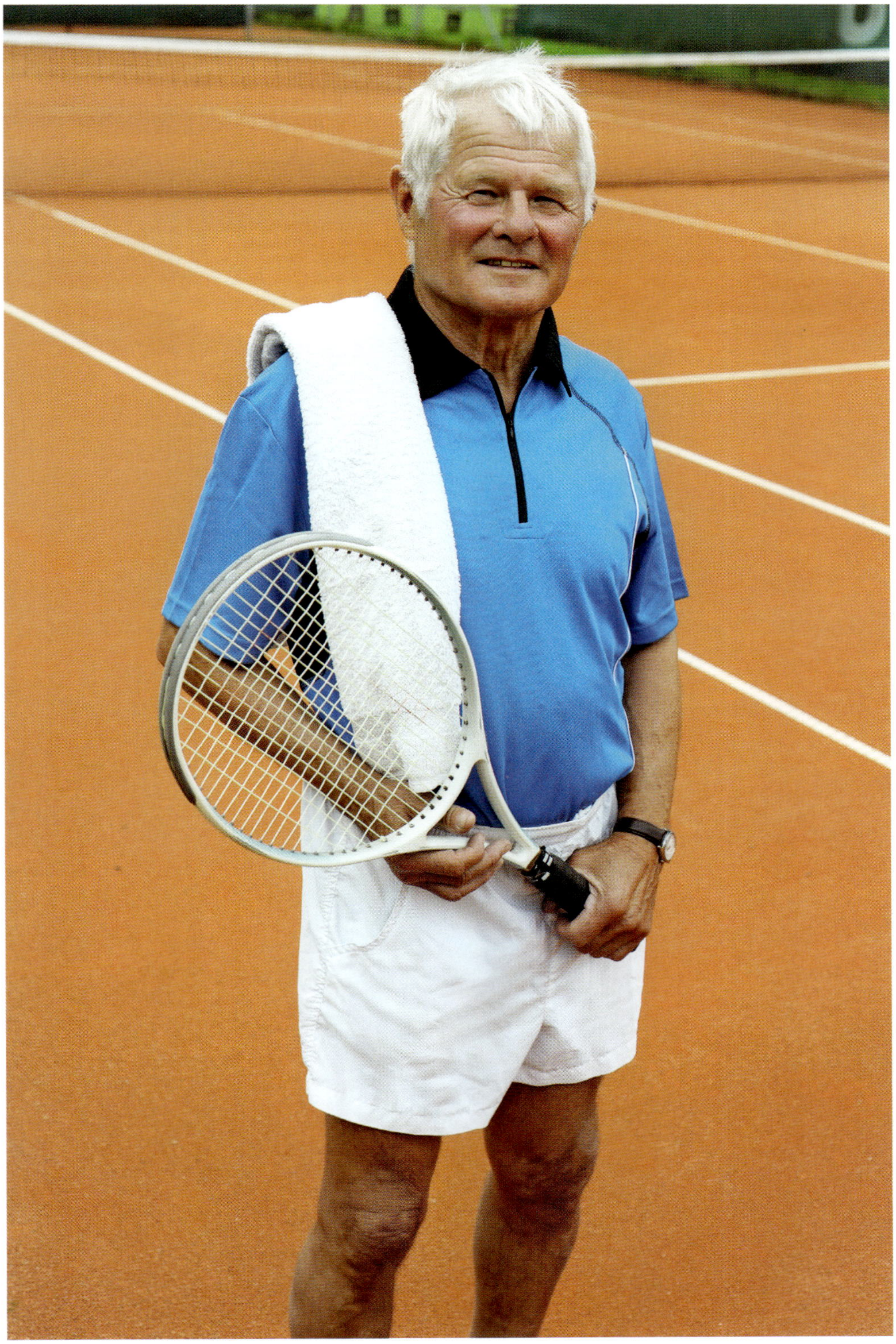

Sportarten nennen, ohne zu lesen

TRAININGSBEREICH	*Konzentrieren*
MATERIAL	*Kopien des Arbeitsblatts*
ZEIT	*ca. 4 Minuten*
VORBEREITUNG	*Arbeitsblatt in ausreichender Anzahl kopieren*

Durchführung

Verteilen Sie die Arbeitsblätter und bitten Sie einen der Teilnehmenden die abgebildeten Sportarten möglichst schnell nacheinander zu nennen – ohne zu lesen, was unter den Bildern steht!
Danach können es die anderen Teilnehmenden ebenfalls probieren.

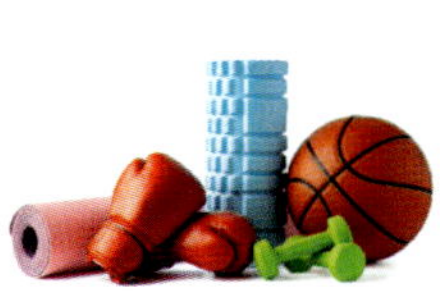

Nennen Sie die abgebildeten Sportarten möglichst schnell nacheinander – ohne zu lesen, was unter den Bildern steht!

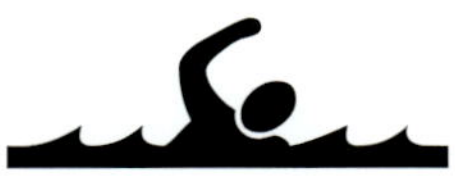 Skifahren	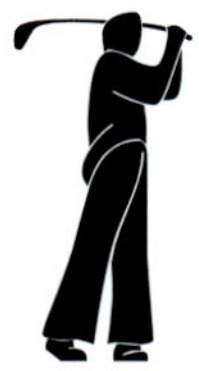 Schwimmen	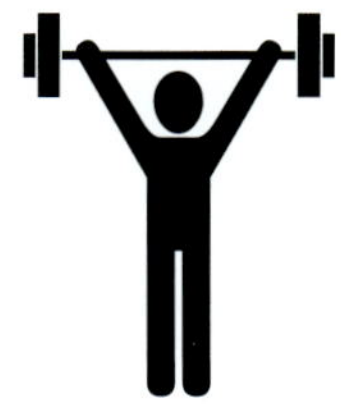 Schwimmen	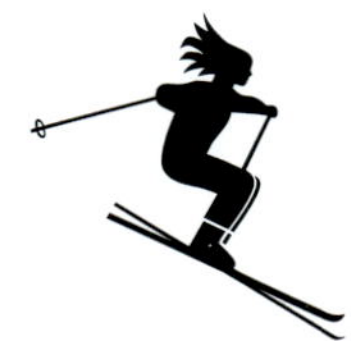 Golf
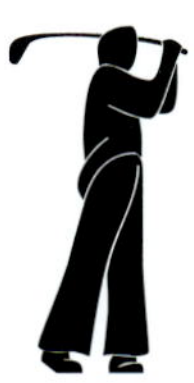 Gewichtheben	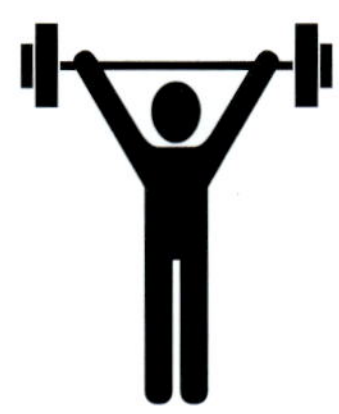 Schwimmen	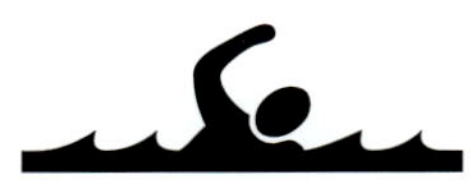 Skifahren	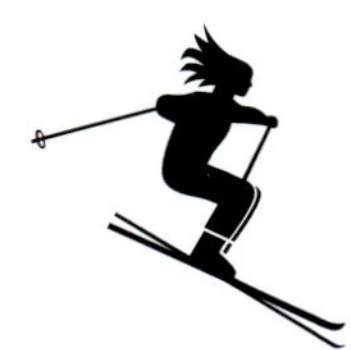 Golf
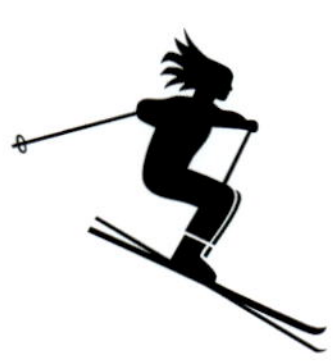 Schwimmen	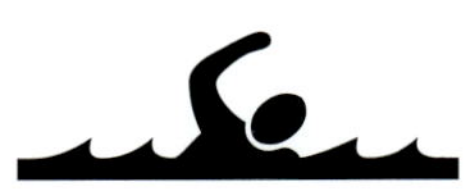 Skifahren	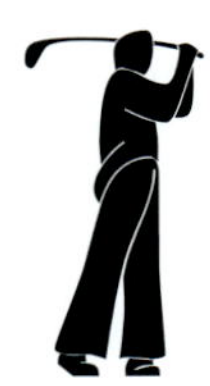 Golf	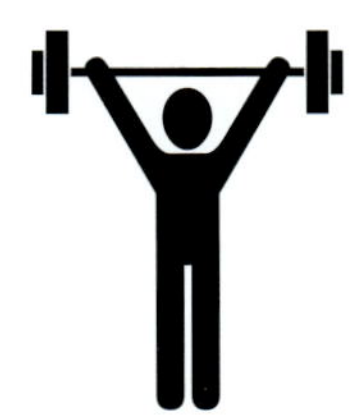 Gewichtheben
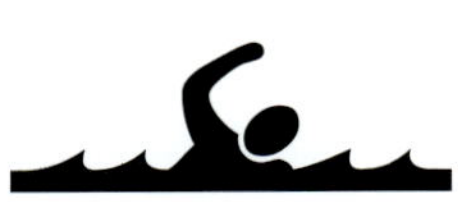 Skifahren	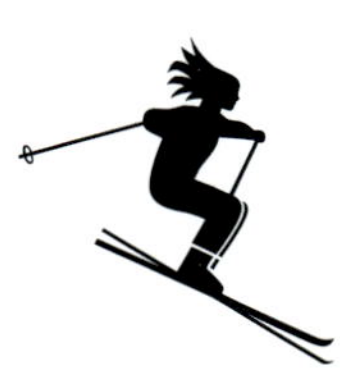 Gewichtheben	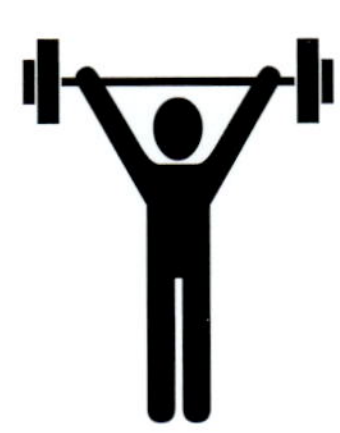 Golf	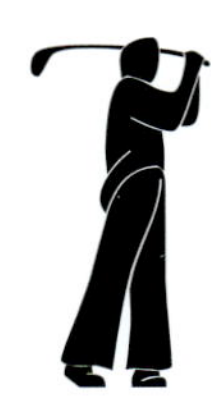 Schwimmen

Bewegungslied: „Alle Bälle sind schon da“

TRAININGSBEREICHE	*Musik* *Bewegung*
MATERIAL	*Kopien des Liedtextes* *1 kleiner Softball pro Person*
ZEIT	*ca. 4 Minuten*
VORBEREITUNG	*Liedtext in ausreichender Anzahl kopieren*

Durchführung

Mit der Melodie des Liedes „Alle Vögel sind schon da!“ wird das folgende Lied gesungen. Jeder Teilnehmer erhält dazu einen kleinen Softball und führt die erwähnten Bewegungen dem Text entsprechend aus.

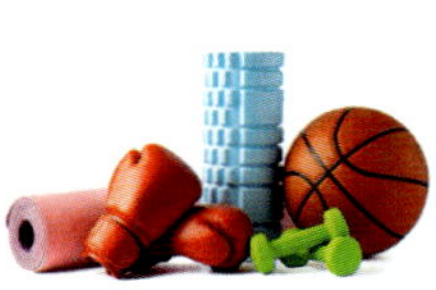

Alle Bälle sind schon da!

Alle Bälle sind schon da, alle Bälle, alle!
Wir geben sie im Kreis herum,
immer einen weiter!
Wechseln mal die Richtung dann,
Ball geht rum im Kreise.

Alle Bälle sind schon da, alle Bälle, alle!
Wir werfen sie mit einer Hand
hoch und dann noch höher!
Nehmen dann die andre Hand,
Ball fliegt in die Lüfte.

Alle Bälle sind schon da, alle Bälle, alle!
Wir werfen sie von einer Hand
flink zur andern rüber!
Bällchen gehen hin und her
Ball, wechsle die Seite!

Verdrehte Sprichwörter

TRAININGSBEREICHE	*Konzentrieren* *Wissen*
MATERIAL	*keins*
ZEIT	*ca. 2 Minuten*
VORBEREITUNG	*keine*

Durchführung

Lesen Sie ein verdrehtes Sprichwort vor. Die Teilnehmenden versuchen, das richtige Sprichwort zu erraten.

- Abwarten und Fahrrad fahren.
  → Abwarten und Tee trinken.

- Aller Medizinball ist schwer.
  → Aller Anfang ist schwer.

- Alles hat ein Ende, nur der Staffelstab hat zwei.
  → Alles hat ein Ende, nur die Wurst hat zwei.

- Andere Turnhallen, andere Sitten.
  → Andere Länder, andere Sitten.

- Schläger um Schläger, Ball um Ball.
  → Auge um Auge, Zahn um Zahn.

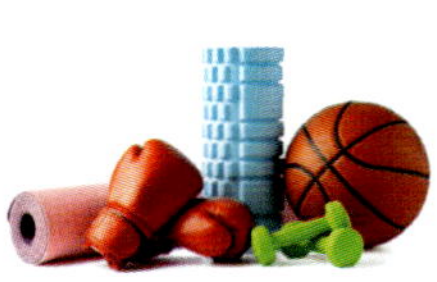

- Aus dem Spielfeld, aus dem Sinn.
  → Aus den Augen, aus dem Sinn.

- Bei Nacht sind alle Bälle grau.
  → Bei Nacht sind alle Katzen grau.

- Das ist Ball wie Schläger.
  → Das ist Jacke wie Hose.

- Das schlägt dem Boot das Ruder raus.
  → Das schlägt dem Fass den Boden aus.

- Der frühe Schläger fasst den Ball.
  → Der frühe Vogel fängt den Wurm.

- Ohne Ball kein Tor.
  → Ohne Fleiß kein Preis.

- Übung macht den Reiter.
  → Übung macht den Meister.

- Der Sprung ist das Ziel.
  → Der Weg ist das Ziel.

- Das Pferd geht, der Stolz bleibt.
  → Der Schmerz geht, der Stolz bleibt.

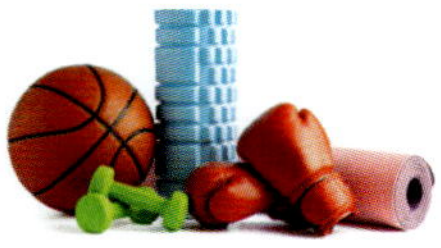

Quiz: Geburtsorte von Sportlern

TRAININGSBEREICHE	*Wissen* *Urteilen* *Konzentrieren*
MATERIAL	*Flipchart, Tafel oder Zettel*
ZEIT	*ca. 2 Minuten*
VORBEREITUNG	*keine*

Durchführung

Schreiben Sie folgende Daten und Städtenamen auf Flipchart, Tafel oder Zettel. Anschließend lesen Sie die Namen der Sportlerinnen und Sportler in durcheinandergewürfelter Reihenfolge vor. Die Teilnehmenden raten, wer wann und in welcher Stadt geboren sein könnte.

Daten und Städte

1905 in Klein Luckow
1920 in Kaiserslautern
1950 in Reit im Winkl
1950 in München
1965 in Falkensee
1967 in Leimen
1969 in Mannheim
1969 in Hürth

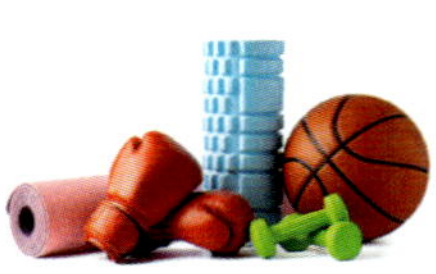

Sportler

Max Schmeling
Katharina Witt
Boris Becker
Steffi Graf
Michael Schumacher
Franz Beckenbauer
Rosi Mittermaier

Lösung

Max Schmeling 1905 in **Klein Luckow**
Fritz Walter 1920 in **Kaiserslautern**
Rosi Mittermaier 1950 in **Reit im Winkl**
Franz Beckenbauer 1950 in **München**
Katharina Witt 1965 in **Falkensee**
Boris Becker 1967 in **Leimen**
Steffi Graf 1969 in **Mannheim**
Michael Schumacher 1969 in **Hürth**

Wissen die Teilnehmenden noch weitere Geburtsdaten oder Geburtsorte von Sportlerinnen und Sportlern?

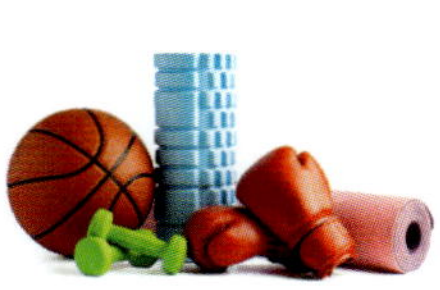

Was gehört nicht in die Reihe?

TRAININGSBEREICHE	*Struktur und Zusammenhang* *Wissen* *Konzentrieren*
MATERIAL	*Kopien des Arbeitsblatts, Stifte*
ZEIT	*ca. 6 Minuten*
VORBEREITUNG	*Arbeitsblatt in ausreichender Anzahl kopieren*

Durchführung

Verteilen Sie die Arbeitsblätter und die Stifte und bitten Sie die Teilnehmenden, die Aufgabe zu lösen. Die Lösung wird anschließend gemeinsam besprochen.

Lösung

Was gehört nicht in die Reihe?

A) Tischtennis, Tennis, Golf, Hockey, ~~Basketball~~ (Basketball wird ohne Schläger gespielt.)
B) Fußball, ~~Schwimmen~~, Handball, Tennis, Hockey (Schwimmen ist keine Ballsportart.)
C) Tauchen, Schwimmen, Wasserball, ~~Wandern~~, Schnorcheln (Wandern ist kein Wassersport.)
D) ~~Gymnastik~~, Hanteln, Trampolin, Turnschuhe, Matte (Gymnastik ist eine Sportart und kein Sportutensil.)
E) Fahrrad, Einrad, Rollschuhe, Skateboard, ~~Rampe~~ (Die Rampe hat keine Räder.)

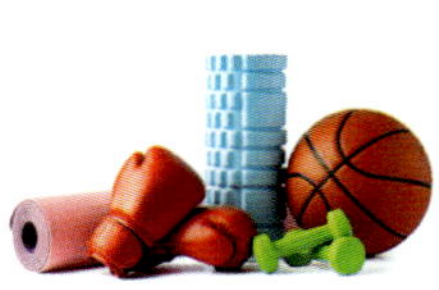

Leichte Variante

Durchführung

Die Teilnehmenden sprechen über die Begriffe auf dem Arbeitsblatt und versuchen gemeinsam, die Außenseiter zu finden. Bei Bedarf stellen Sie Fragen, die das Lösen der Aufgaben erleichtern.

Beispiele für Fragen

- **Reihe A und B:** Was braucht man für die Durchführung der Sportart?
- **Reihe C:** Wo wird die Sportart durchgeführt?
- **Reihe D:** Ist dies Sportzubehör?
- **Reihe E:** Wie sehen die Sportutensilien aus?

Was gehört nicht in die Reihe?
Streichen Sie durch, was nicht dazugehört.

A) Tischtennis, Tennis, Golf, Hockey, Basketball

B) Fußball, Schwimmen, Handball, Tennis, Hockey

C) Tauchen, Schwimmen, Wasserball, Wandern, Schnorcheln

D) Gymnastik, Hanteln, Trampolin, Turnschuhe, Matte

E) Fahrrad, Einrad, Rollschuhe, Skateboard, Rampe

Gemeinsames Hören: „Der Theodor im Fußballtor"

TRAININGSBEREICH	*Entspannung*
MATERIAL	*CD mit dem Lied „Der Theodor im Fußballtor" von Theo Lingen (alternativ über das Internet abspielbar)*
ZEIT	*ca. 3 Minuten*
VORBEREITUNG	*CD-Player mit CD bzw. Laptop bereitstellen*

Durchführung

Das Lied „Der Theodor im Fußballtor" von Theo Lingen gemeinsam hören. Auf Wunsch können die Teilnehmenden Erinnerungen dazu austauschen.

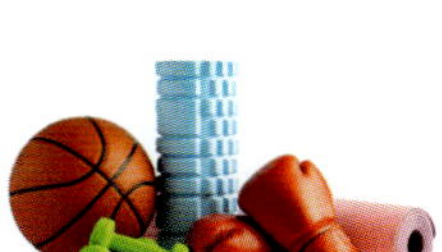

Pantomime: Sportarten

TRAININGSBEREICHE	*Bewegung* *Wissen* *Konzentrieren*
MATERIAL	*mehrere Zettel*
ZEIT	*ca. 12 Minuten*
VORBEREITUNG	*Schreiben Sie auf jeden Zettel eine Sportart. Beispiele: Basketball, Skilaufen, Fußball, Handball, Basketball, Tennis, Rennfahren, Golf, Tanzen, Schwimmen.*

Durchführung

Die Zettel werden verdeckt auf dem Tisch verteilt. Jeder Teilnehmer zieht einen Zettel und versucht, die darauf genannte Sportart pantomimisch darzustellen. Dabei darf er nicht sprechen. Die anderen Teilnehmenden versuchen zu erraten, um welche Sportart es sich handelt.

Leichte Variante

Durchführung

Stellen Sie die verschiedenen Sportarten pantomimisch dar, und die Teilnehmenden versuchen zu erraten, um welche Sportart es sich handelt.

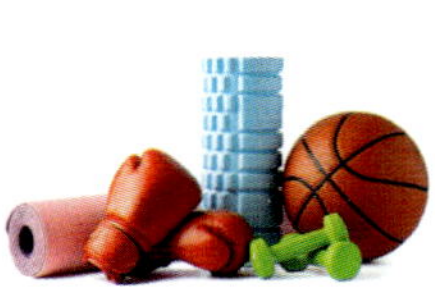

Witz: Laufen

TRAININGSBEREICH	*Entspannung*
MATERIAL	*keins*
ZEIT	*ca. 1 Minute*
VORBEREITUNG	*keine*

Durchführung

Lesen Sie folgenden Witz vor:

Helmuth erzählt: „Ich habe mir neue Laufschuhe für 300 Euro gekauft und habe in 2 Wochen 6 Kilo abgenommen!“
Peter staunt: „Das müssen ja wirklich gute Schuhe sein. Wie oft bist du denn damit laufen gegangen?“
Helmuth lacht: „Noch gar nicht, aber das Geld hat einfach nicht mehr für Süßigkeiten und Bier gereicht!“

Vielleicht kennt einer der Teilnehmenden auch einen schönen Witz. Lassen Sie die Teilnehmenden erzählen …

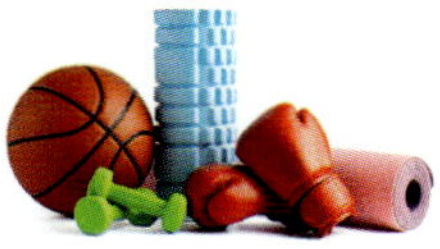

AUF ACHSE

Wie weit würden wir wohl in unserem Leben kommen, wenn wir jedes Ziel auf Schusters Rappen erreichen müssten? Wahrscheinlich nicht sehr weit. Die Geschichte der Menschheit wäre ohne die zahlreichen Fortbewegungsmittel eine ganz andere. Kein Wunder also, dass besonders das Auto bei vielen einen besonderen Stellenwert hat.

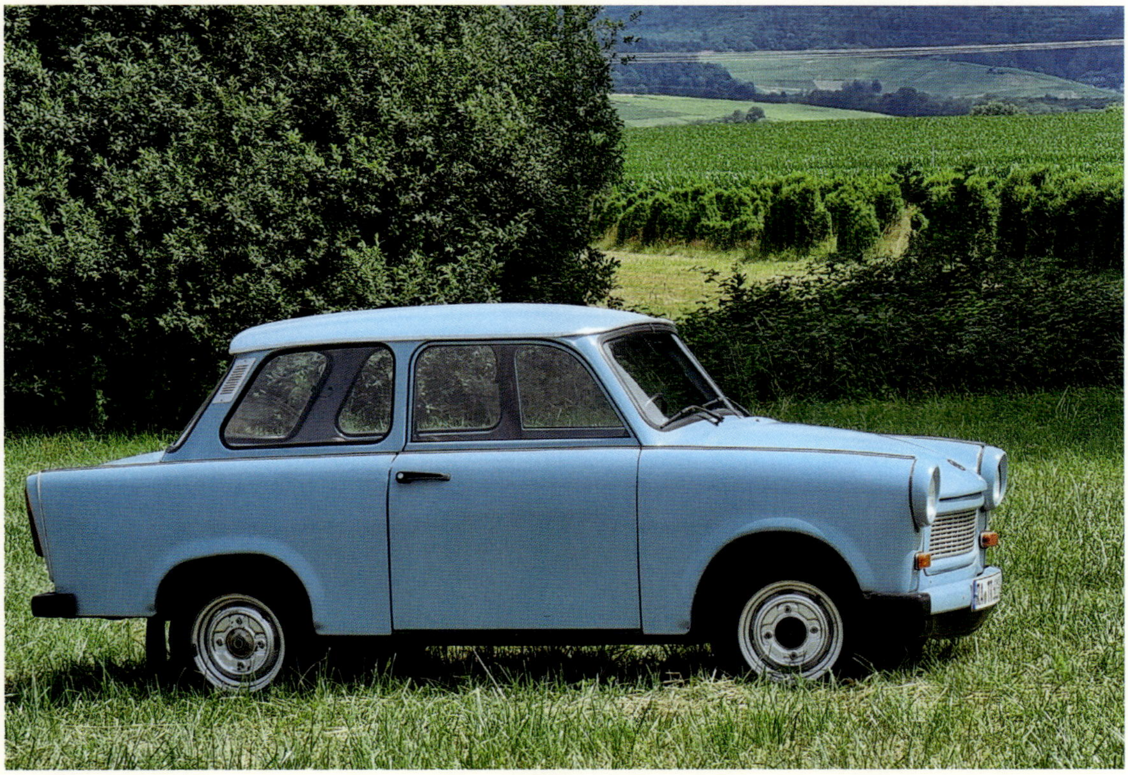

Autos und biografische Anknüpfungspunkte

TRAININGSBEREICHE	*Mit allen Sinnen* *Assoziieren* *In Worte fassen* *Worte finden*
MATERIAL	*Materialien rund ums Auto, z.B. Führerschein, Wackel-Dackel, Duftbaum, Klorollen-Häkelmütze, Benzinkanister, Parkscheibe, Spielzeugautos*
ZEIT	*ca. 15 bis 20 Minuten*
VORBEREITUNG	*Platzieren Sie das Material so, dass alle Teilnehmeden es gut sehen können.*

Durchführung

Materialien rund ums Auto werden in die Mitte des Tischs gelegt. Aufkeimende Gespräche können durch gezielte Fragestellungen oder das Vorlesen der Anekdote (s.u.) weiter angeregt werden.

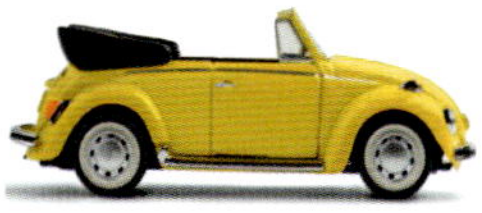

Beispiele für Fragen:

- Haben Sie einen Führerschein?
  Wenn ja:
  → Erinnern Sie sich noch an Ihre Führerscheinprüfung?
- Hatten/haben Sie ein Auto?
  Wenn ja:
  → Was für eins?
  → Welche Farbe hat oder hatte es?
  → Wurde Ihr Auto schon einmal abgeschleppt?
  → Haben Sie Ihr Auto schon einmal selbst repariert?
- Fahren Sie Fahrrad bzw. sind Sie früher Fahrrad gefahren?
- Sind Sie schon einmal mit dem Zug verreist?
  Wenn ja:
  → Wohin?

Anekdote

Diese Anekdote kann vorgelesen werden, um bei den Teilnehmenden eigene Erinnerungen zu wecken.

Mein Mann war beim TÜV angestellt und hat auch Führerscheinprüfungen abgenommen. Ich selbst habe meinen Führerschein erst recht spät gemacht. Mein Mann hat mich dabei unterstützt. Am Tag der Führerscheinprüfung war ich sehr nervös und habe meinen Mann gefragt, ob der Prüfer, der mich prüfen würde, nett sei. Mein Mann antwortete: „Ja, er ist sehr nett und ein sehr anständiger Kerl, der die meisten bestehen lässt." Nach dieser Aussage war ich nicht mehr so nervös und bestand die Prüfung. Am Abend erzählte mir mein Mann, dass er geschwindelt hatte, damit ich nicht so aufgeregt war. In Wahrheit war mein Prüfer ein Kollege von ihm, mit dem er sich nicht gut verstand und bei dem sehr viele Prüflinge durchfielen.

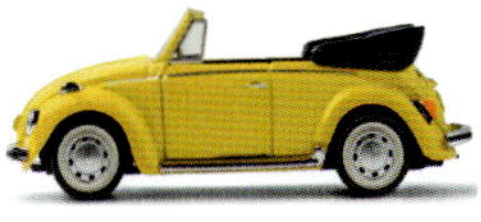

Variante ohne Material

Die Teilnehmenden betrachten eines der folgenden Bilder anstelle des Materials.

- Fragen Sie, was die Teilnehmenden auf dem Bild sehen. Fragen Sie auch nach Einzelheiten und ob das Bild etwas Bekanntes darstellt.
- Wenn die Teilnehmenden das Bild nicht sehen können ODER wenig bis gar nicht sprechen, dann beschreiben Sie das Bild aus Ihrer Perspektive so genau wie möglich.

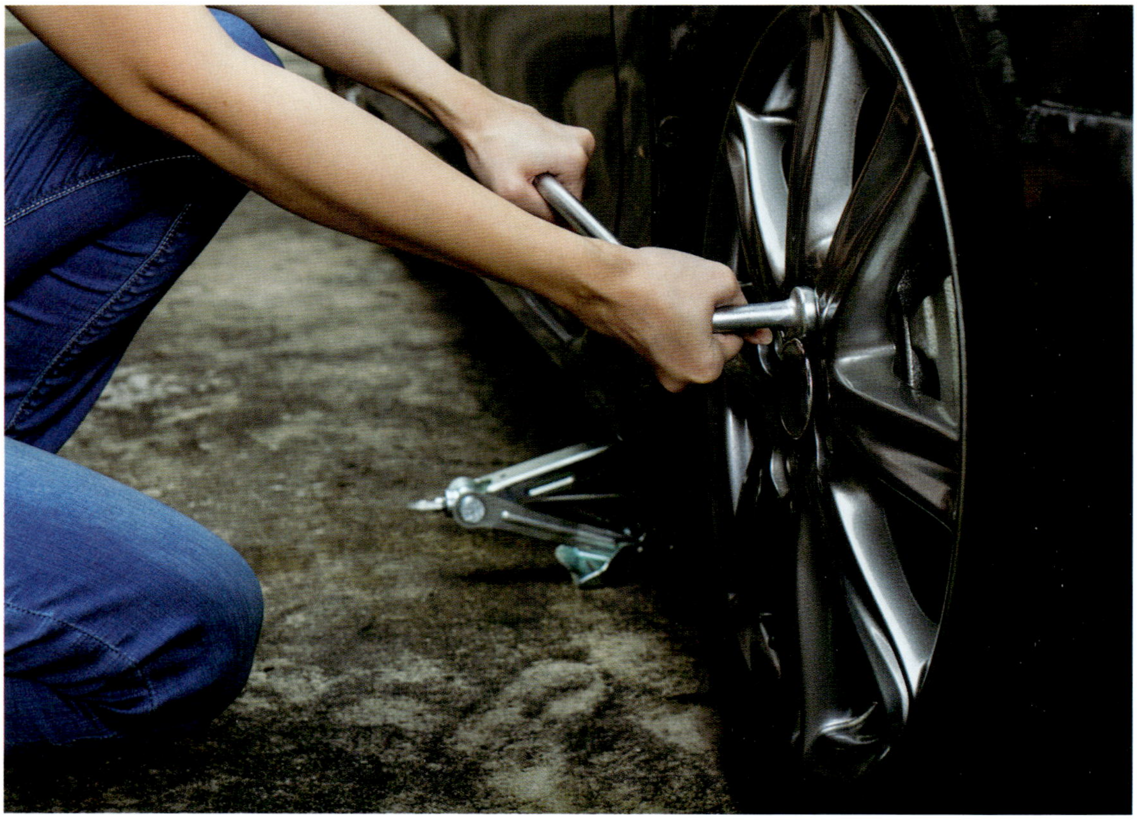

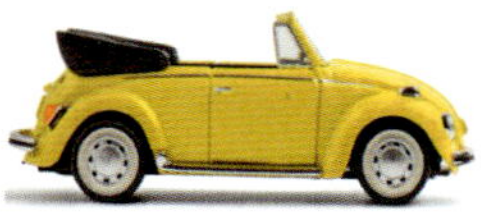

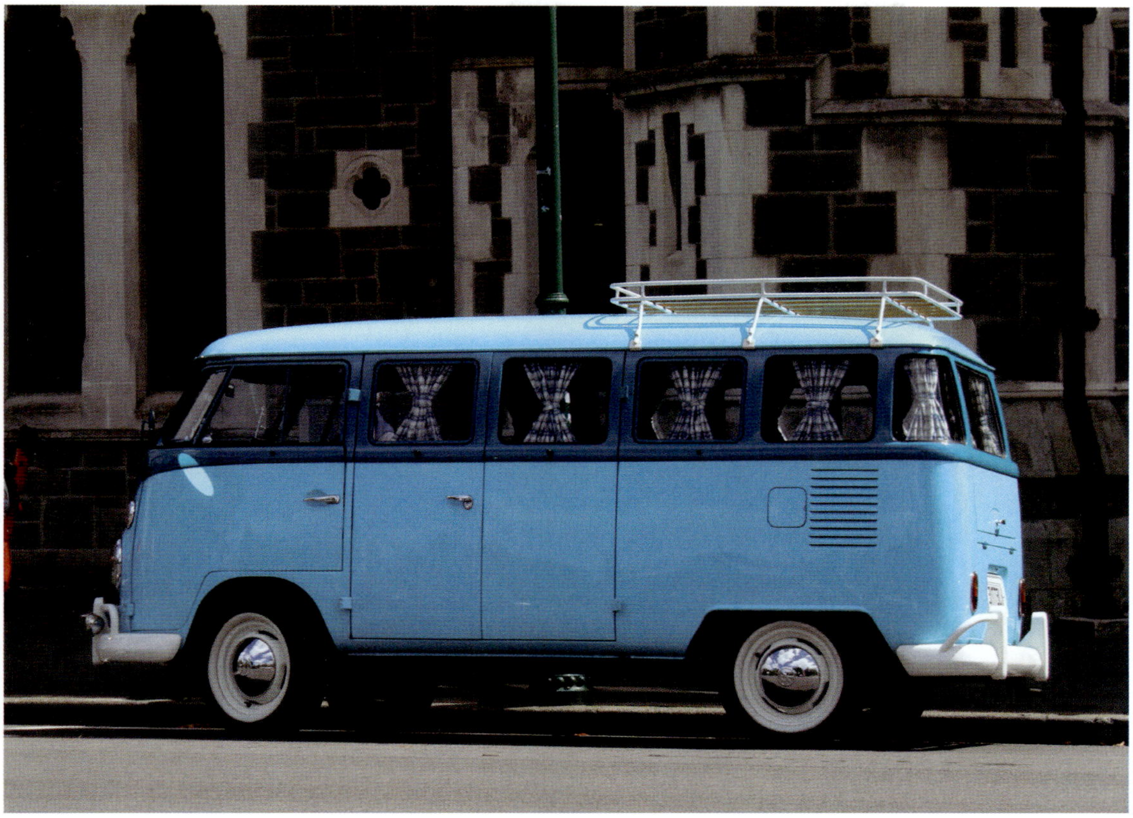

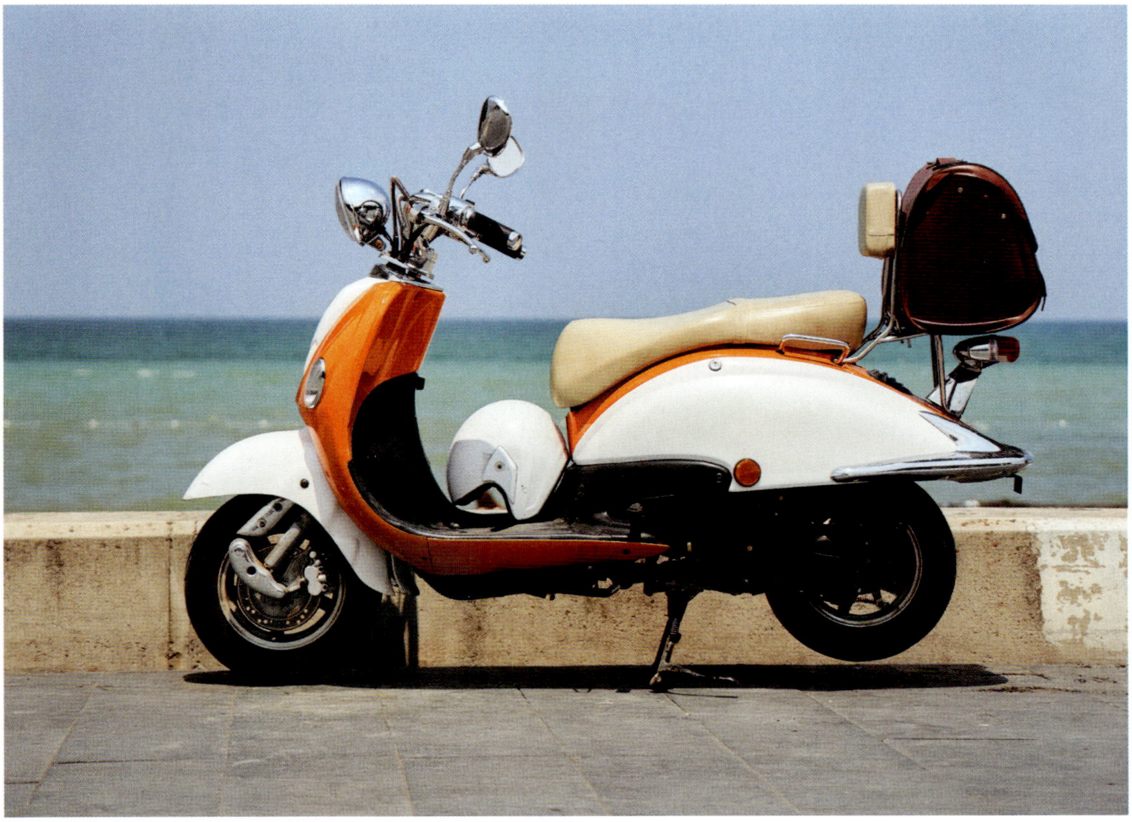

Sammlung: Fortbewegungsmittel mit Rädern

TRAININGSBEREICHE	*Assoziieren* *Worte finden* *Wissen*
MATERIAL	*Flipchart, Tafel oder Zettel*
ZEIT	*ca. 5 Minuten*
VORBEREITUNG	*keine*

Durchführung

Die Teilnehmenden sammeln Namen von Fortbewegungsmitteln mit Rädern. Notieren Sie die Wörter auf Flipchart, Tafel oder Zettel. Nutzen Sie die Antworten gerne als Einstieg für eine Gesprächsrunde.

Lösungsbeispiele

- Auto
- Motorrad
- Fahrrad
- Dreirad
- Roller
- Laufrad
- Einrad
- Skateboard
- Rollschuhe
- Lkw
- Traktor

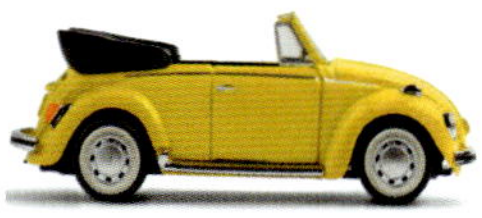

Gemeinsames Hören: „Ich kauf mir ein ganz kleines Auto“

TRAININGSBEREICHE	*Musik* *Entspannung*
MATERIAL	*CD mit dem Lied „Ich kauf mir ein ganz kleines Auto“* *von Rudi Schuricke (Das Lied kann man auch über das Internet hören.)*
ZEIT	*ca. 5 bis 10 Minuten*
VORBEREITUNG	*CD-Player mit CD bzw. Laptop bereitstellen*

Durchführung

Das Lied „Ich kauf mir ein ganz kleines Auto“ von Rudi Schuricke gemeinsam hören und auf Wunsch Eindrücke, Assoziationen oder Erinnerungen dazu austauschen.

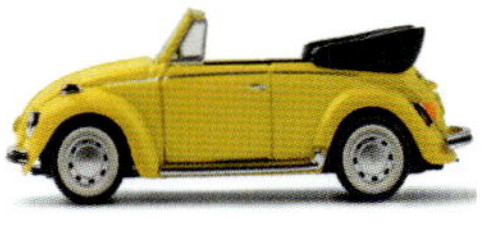

Wie kam es zu der Verkehrssituation?

TRAININGSBEREICHE	*Mit Fantasie* *Worte finden* *Assoziieren*
MATERIAL	*keins*
ZEIT	*ca. 12 Minuten*
VORBEREITUNG	*keine*

Durchführung

Lesen Sie die folgenden Situationsbeschreibungen vor und bitten Sie die Teilnehmenden, kreative Vorschläge zu machen, wie es dazu gekommen sein könnte. Pro Situation können mehrere Vorschläge gemacht werden.

Sie treffen auf folgende Verkehrssituation:

1. Ein Fahrradfahrer fährt an Ihnen vorbei und trägt statt eines Helms die Schale einer halben Wassermelone auf dem Kopf.

2. Ein Bus blockiert die Straße. Sie sehen, dass im Innenraum des Busses mindestens zehn Totenkopfäffchen herumklettern.

3. Ein Auto mit einem offenem Anhänger überholt sie. In dem Anhänger liegt einsam eine einzelne rote Paprikaschote.

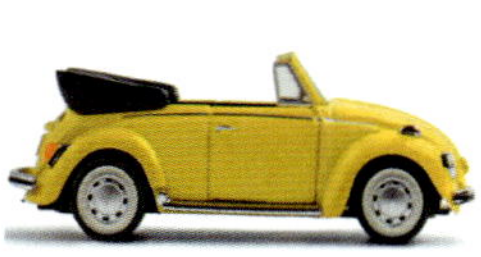

Lösungsbeispiele

1. Uwe ist mit dem Fahrrad zum Junggesellenabschied seines Freundes gefahren. Dort hat er ein bisschen viel getrunken. Seine Freunde wollten ihn davon abhalten, mit dem Fahrrad nach Hause zu fahren, weil sie es zu gefährlich fanden. Uwe sagte: „Ich passe schon auf. Ich trag auch einen Helm!“, schnappte sich die ausgehöhlte halbe Wassermelone, die auf dem Buffet lag, setzte sie sich auf den Kopf und fuhr los.

2. Die Totenkopfäffchen sollten heute vom Zoo in Dortmund in den Kölner Zoo umziehen. Der bestellte Transportwagen hatte leider eine Panne und konnte nicht kommen. Der Bruder des Zoodirektors besitzt ein Busunternehmen. Dies sprang kurzfristig für den Transport der Äffchen ein.

3. Herr Meyer wollte heute mit dem Anhänger Sperrmüll wegbringen. Morgens stritt er sich aber sehr mit seiner Frau. Diese putzte gerade Gemüse in der Küche. Irgendwann wurde es Herrn Meyer zu bunt und er beschloss, den Sperrmüll Sperrmüll sein zu lassen. Wütend verließ er das Haus, um zu seinem Freund Willi zu fahren. Frau Meyer war nicht einverstanden und rannte ihm hinterher. Da war Herr Meyer schon im Auto und fuhr gerade davon. Vom Gemüseputzen hatte Frau Meyer noch eine Paprikaschote in der Hand. Die schmiss sie ihrem Mann hinterher. Sie landete im Anhänger.

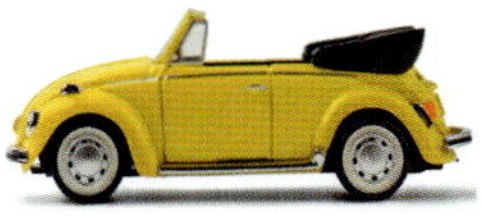

Sätze bilden

TRAININGSBEREICHE	*In Worte fassen* *Worte finden* *Mit Fantasie*
MATERIAL	*Wortkarten*
ZEIT	*ca. 7 Minuten*
VORBEREITUNG	*Wortkarten einmal kopieren und ausschneiden. Nach Möglichkeit für den mehrfachen Gebrauch laminieren.*

Durchführung

Die Karten werden verdeckt auf den Tisch gelegt – Karten mit Namen von Fortbewegungsmitteln getrennt von den anderen Karten. Reihum ziehen die Teilnehmenden aus jedem Bereich eine Karte. Dann erfinden sie einen Satz, in dem beide Wörter vorkommen.

Beispiele

- Karten: **Seifenkiste, Rose**
  Auf der **Seifenkiste** von Max ist eine **Rose** abgebildet.

- Karten: **Auto, Schnuller**
  Im **Auto** gibt Frau Meyer ihrem Baby gern den **Schnuller**.

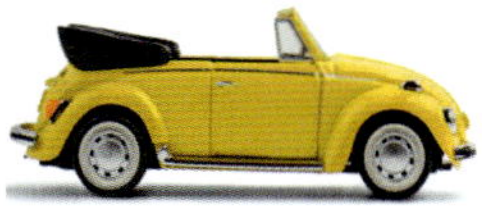

Leichte Variante

Durchführung

Es werden nur die Fahrzeugkarten ausgelegt. Jeder Teilnehmer zieht eine Karte.
Dann formuliert er einen Satz mit dem daraufstehenden Wort.

Heißluftballon	Blumentopf
Flugzeug	Hängematte
Ruderboot	Buch
Zug	Pfeife
Moped	Sofa

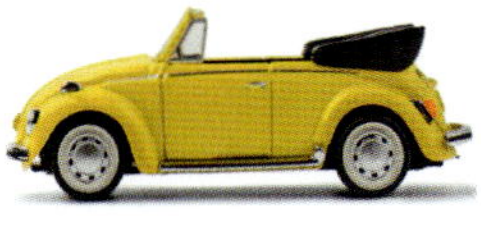

Seifenkiste	Rose
Auto	Schnuller
Wohnmobil	Hemd
Fahrrad	Pinzette
Bus	Fernseher
Dreirad	Zaun
Rollschuhe	Schreibmaschine
Motorrad	Pinnwand
Schiff	Pistole
Roller	Schrank

Wegbeschreibungen

TRAININGSBEREICH	*Konzentrieren*
MATERIAL	*keins*
ZEIT	*ca. 5 Minuten*
VORBEREITUNG	*keine*

Durchführung

Auf Wegbeschreibungen von Passanten kann man sich nicht immer verlassen.
Geben Sie verschiedene Richtungen an. Die Teilnehmenden zeigen in die entsprechende Richtung. Wechseln Sie immer wieder die Reihenfolge und erhöhen Sie das Tempo der Ansagen.

→ Die Richtungen sind: **vor, zurück, links, rechts.**

Schwere Variante

Durchführung

In der ersten Spielrunde zeigen die Teilnehmenden immer in die Richtung, die Sie nennen.
In der zweiten Runde zeigen die Teilnehmenden jeweils in die entgegengesetzte Richtung.

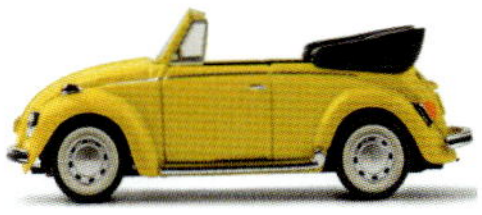

Wo machen wir Pause?

TRAININGSBEREICHE	*Struktur und Zusammenhang* *Konzentrieren*
MATERIAL	*Farbkopien der Deutschlandkarte*
ZEIT	*ca. 10 Minuten*
VORBEREITUNG	*Deutschlandkarte in ausreichender Anzahl kopieren*

Durchführung

Verteilen Sie die Kopien und fragen Sie die Teilnehmenden:

„Sie fahren von ... nach ... In welcher Stadt können Sie eine Pause einlegen?“

Zwei Städtenamen von der Karte werden in den Satz eingesetzt.

Die Teilnehmenden suchen die Städte auf der Karte und nennen einen Ort, der zwischen den beiden Städten liegt.

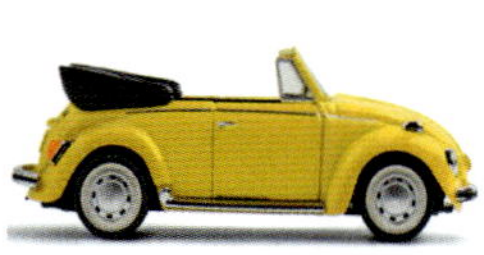

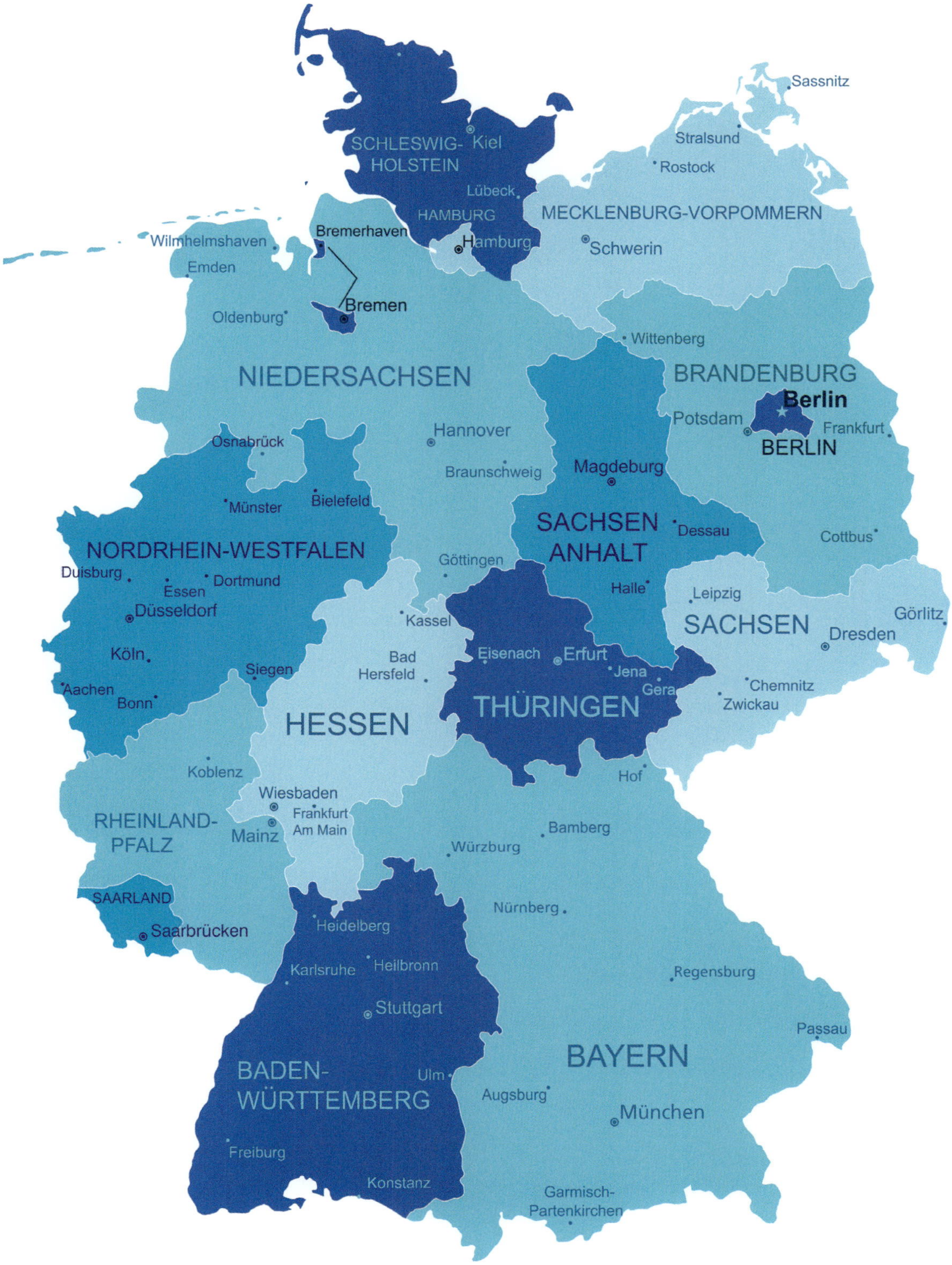
Sassnitz
Stralsund
Rostock
SCHLESWIG-HOLSTEIN
Kiel
Lübeck
HAMBURG
Hamburg
MECKLENBURG-VORPOMMERN
Schwerin
Wilmhelmshaven
Bremerhaven
Emden
Bremen
Oldenburg
Wittenberg
NIEDERSACHSEN
BRANDENBURG
Berlin
BERLIN
Potsdam
Frankfurt
Osnabrück
Hannover
Braunschweig
Magdeburg
Münster
Bielefeld
SACHSEN ANHALT
Dessau
NORDRHEIN-WESTFALEN
Cottbus
Duisburg
Essen
Dortmund
Göttingen
Halle
Leipzig
Düsseldorf
Kassel
SACHSEN
Görlitz
Dresden
Köln
Eisenach
Erfurt
Jena
Bad Hersfeld
Siegen
Chemnitz
Aachen
Gera
Zwickau
Bonn
THÜRINGEN
HESSEN
Koblenz
Hof
Wiesbaden
Frankfurt Am Main
RHEINLAND-PFALZ
Mainz
Bamberg
Würzburg
SAARLAND
Saarbrücken
Nürnberg
Heidelberg
Karlsruhe
Heilbronn
Regensburg
Stuttgart
Passau
BAYERN
BADEN-WÜRTTEMBERG
Ulm
Augsburg
München
Freiburg
Konstanz
Garmisch-Partenkirchen

Doppelte Fahrzeuge

TRAININGSBEREICHE	*Konzentrieren* *Struktur und Zusammenhang*
MATERIAL	*Kopien des Arbeitsblatts* *1 Stift pro Person*
ZEIT	*ca. 6 Minuten*
VORBEREITUNG	*Arbeitsblatt in ausreichender Anzahl kopieren*

Durchführung

Verteilen Sie die Arbeitsblätter und bitten Sie die Teilnehmenden, die Aufgabe zu lösen. Die Lösung wird anschließend gemeinsam besprochen.

Lösung

- A1 und C4 (Krankenwagen)
- A2 und C2 (Pkw)
- A3 und C1 (Flugzeug)
- A4 und B2 (Motorrad)
- B1 und B3 (Fahrrad)
- B4 und C3 (Polizeiwagen)

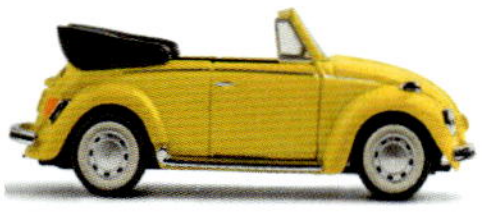

In der Tabelle ist jedes Bild zweimal abgebildet.
Wo findet man die gleichen Bilder?

	1	2	3	4
A	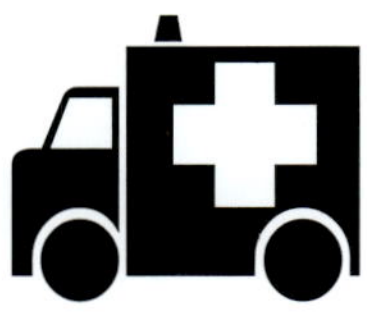	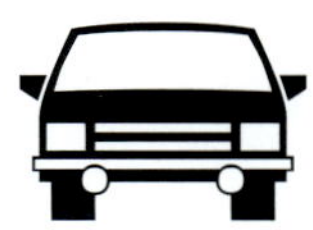	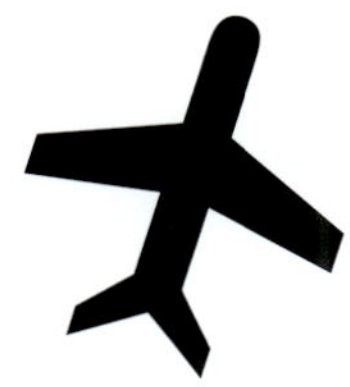	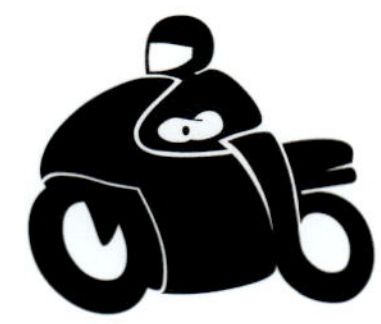
B		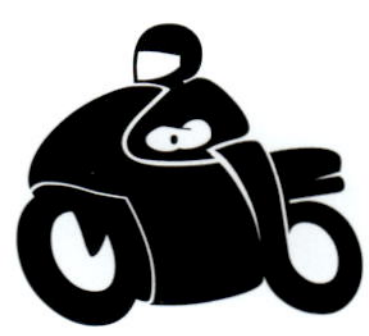		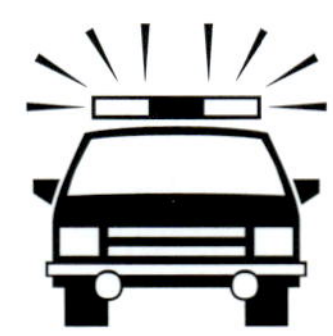
C	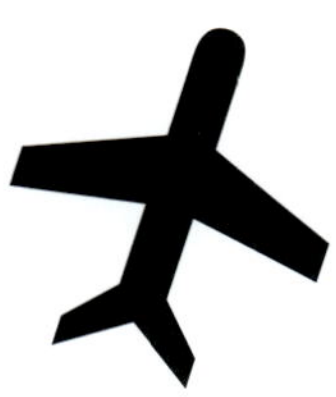	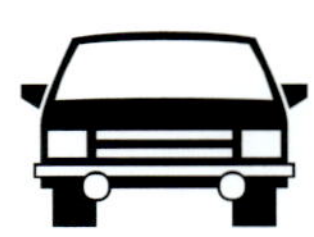		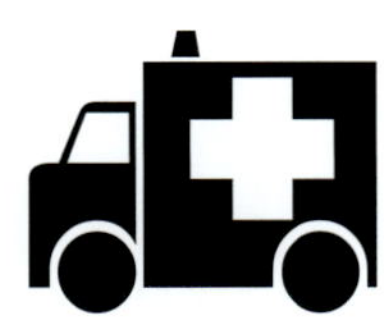

Lösung: A1 und ____________________

Lösung: ____________________

Lösung: ____________________

Lösung: ____________________

Lösung: ____________________

Lösung: ____________________

Schätzfragen rund um den Verkehr

TRAININGSBEREICHE	*Urteilen* *Wissen* *Konzentrieren*
MATERIAL	*keins*
ZEIT	*ca. 4 Minuten*
VORBEREITUNG	*keine*

Durchführung

Bitten Sie die Teilnehmenden, die folgenden Fragen mit einer Schätzung zu beantworten. Nachdem jeder, der möchte, eine Schätzung abgegeben hat, erfolgt die Auflösung.

Schätzfragen zum Thema Verkehr

1. In den 1960er-Jahren kam der VW Bus T1, der sogenannte Bulli, auf den Markt. Wie viel kostete er damals?
   → rund 6000 DM (mit kompakter Inneneinrichtung rund 8000 DM)

2. Die Zahl der Menschen, die nach dem Zweiten Weltkrieg ein Auto besaßen, lag in Deutschland bei rund 200.000. Wie viele Pkw waren im Jahr 1955 unterwegs?
   → 1.750.000

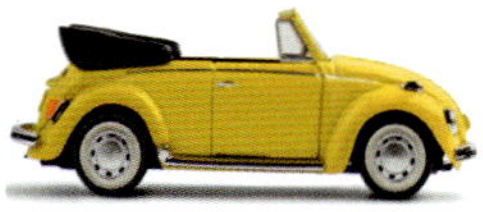

3. Wie viele Kilometer Autobahn waren 1984 in der Bundesrepublik Deutschland befahrbar?
   → ca. 8198 Kilometer

4. In den 1970er-Jahren erreichten die Verkehrsunfälle ihr Rekordhoch. Wie viele Menschen starben 1971 im Straßenverkehr?
   → 19.193

5. Mit wie viel Promille auf dem Fahrrad verliert man seinen Führerschein?
   → 1,6 Promille

6. Welche Spurweite ist die Regelspurweite im deutschen Schienennetz?
   → 1435 Millimeter

7. Wie viele allgemeine Fahrerlaubnisse wurden im Jahr 2024 erteilt?
   → 1.490.672

8. Cal Rodgers überquerte 1911 als Erster die USA per Flugzeug. Wie viele Abstürze überstand er unterwegs?
   → 16

9. Wie viel Streusalz wurde 2005 auf deutschen Straßen verteilt?
   → 3,5 Millionen Tonnen

10. Wie viele Deutsche unternahmen 2014 eine Kreuzfahrt?
    → knapp 1,8 Millionen

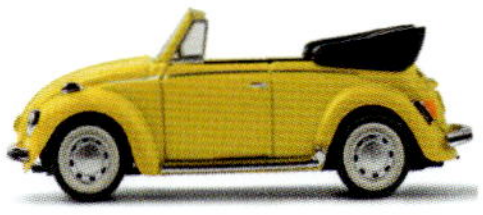

Straßennamen merken

TRAININGSBEREICHE	*Merken* *Konzentrieren*
MATERIAL	*Kopien des Arbeitsblatts* *1 Stift pro Person*
ZEIT	*ca. 4 Minuten*
VORBEREITUNG	*Arbeitsblatt in ausreichender Anzahl kopieren und quer in der Mitte falten*

Durchführung

Verteilen Sie die gefalteten Arbeitsblätter so, dass die Seite mit den Straßennamen oben liegt. Die Teilnehmenden betrachten diese Seite eine halbe Minute lang und versuchen, sich die Straßennamen einzuprägen.
Anschließend drehen sie das Arbeitsblatt um und tragen die Straßennamen in den freien Feldern ein.

Leichte Variante

Durchführung

Die Teilnehmenden merken sich einen Straßennamen, drehen das Arbeitsblatt um und tragen diesen ein. So gehen sie bei jedem Straßennamen vor.

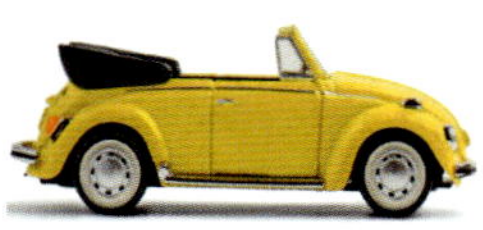

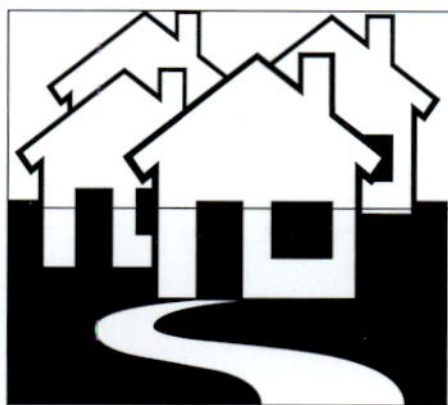

Schlossallee

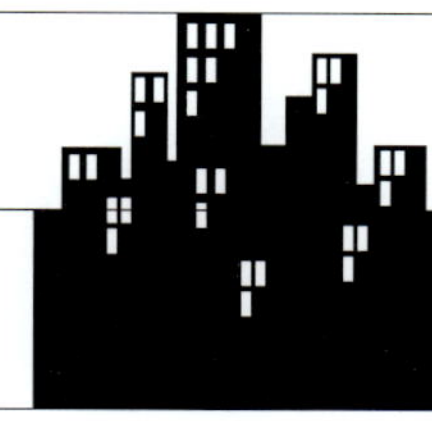

Königsstraße

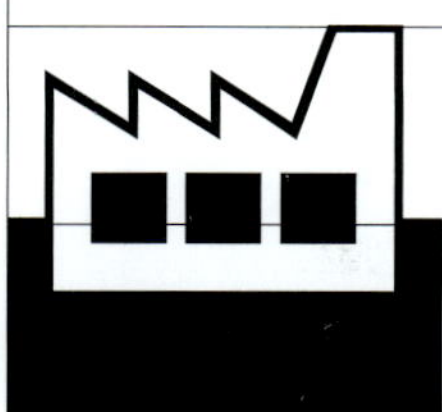

Römerweg

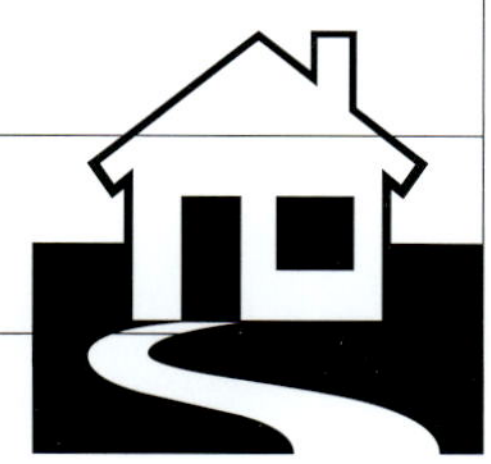

Lindenkamp

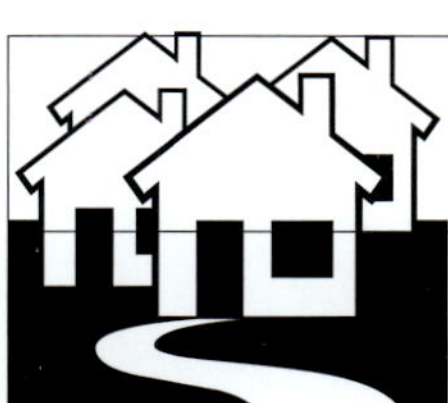

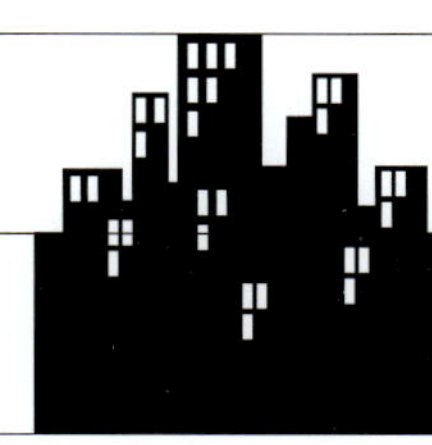

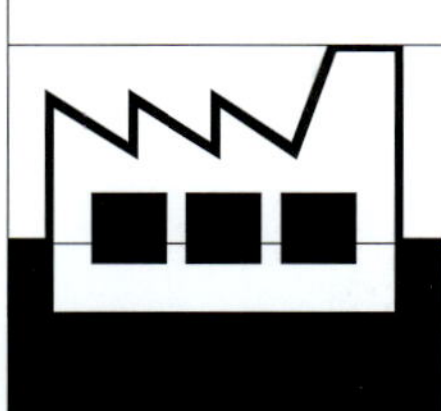

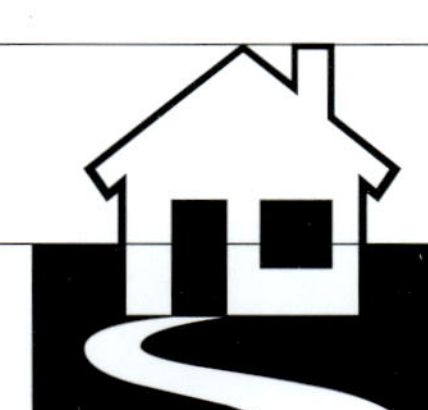

Arbeitsblatt: Fahrzeuge benennen

TRAININGSBEREICH	*Worte finden*
MATERIAL	*Kopien des Arbeitsblatts*
ZEIT	*ca. 3 Minuten*
VORBEREITUNG	*Arbeitsblatt in ausreichender Anzahl kopieren*

Durchführung

Verteilen Sie die Arbeitsblätter und bitten Sie die Teilnehmenden, die Fahrzeuge gemeinsam der Reihe nach laut zu benennen.

Auch bei dieser Übung können Gespräche entstehen. Fordern Sie gerne dazu auf.

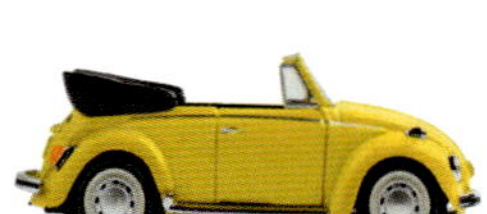

Bitte benennen Sie die folgenden Fahrzeuge:

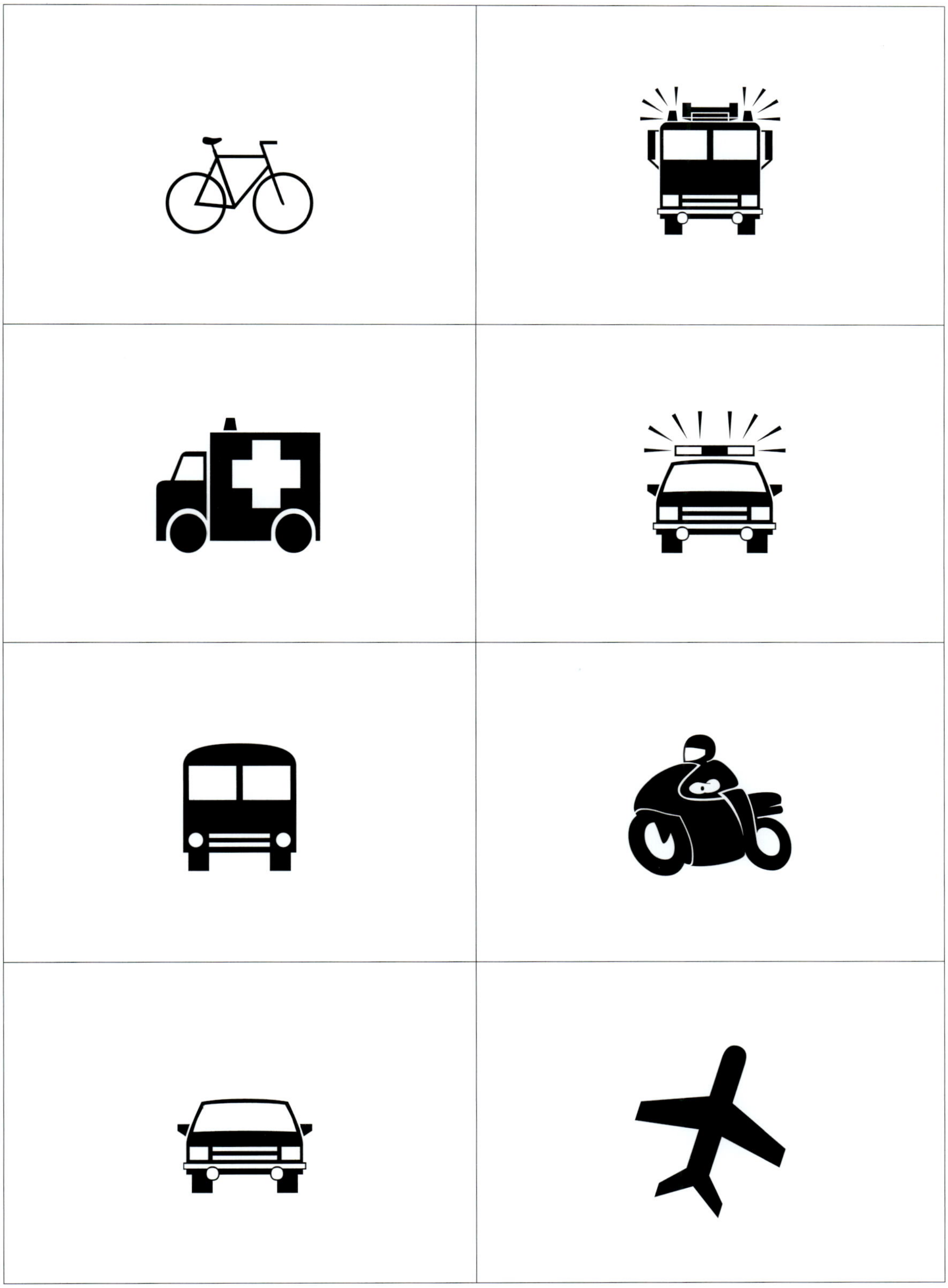

Witz: Auf der Straße

TRAININGSBEREICH	*Entspannung*
MATERIAL	*keins*
ZEIT	*ca. 1 Minute*
VORBEREITUNG	*keine*

Durchführung

Lesen Sie folgende Witze vor:

Was mögen Autos in der Adventszeit? Parkplätzchen

Rasen auf der Straße. Wie stehen Sie dazu?
Ich halte nichts davon. Wer soll das denn mähen?

Vielleicht kennt einer der Teilnehmenden auch einen schönen Witz. Lassen Sie die Teilnehmenden erzählen …

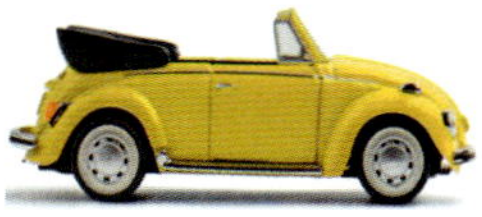

Autokennzeichen zuordnen

TRAININGSBEREICHE	*Wissen* *Urteilen* *Konzentrieren* *Struktur und Zusammenhang*
MATERIAL	*Textkärtchen*
ZEIT	*ca. 5 Minuten*
VORBEREITUNG	*Textkärtchen kopieren, ausschneiden und evtl. für den mehrmaligen Gebrauch laminieren*

Durchführung

Mischen Sie die Karten und legen Sie sie offen auf den Tisch. Bitten Sie die Teilnehmenden, jedem Autokennzeichen den richtigen Ort zuzuordnen.

Lösung

B = Berlin
BOT = Bottrop
ZW = Zweibrücken
EN = Ennepe-Ruhr-Kreis
HH = Hamburg
HL = Lübeck
TR = Trier
UN = Unna
ST = Steinfurt

MS = Münster
WTM = Wittmund
SI = Siegen
M = München
HD = Heidelberg
W = Wuppertal
WE = Weimar
MK = Märkischer Kreis
HSK = Hochsauerlandkreis

Leichte und mittelschwere Variante

Durchführung

Die Aufgabe wird leichter, wenn Kennzeichen aus der näheren Umgebung der Teilnehmenden ausgewählt werden.

B	Berlin
BOT	Bottrop
ZW	Zweibrücken
EN	Ennepe-Ruhr-Kreis
HH	Hamburg
HL	Lübeck
TR	Trier
UN	Unna

ST	Steinfurt
MS	Münster
WTM	Wittmund
SI	Siegen
M	München
HD	Heidelberg
W	Wuppertal
WE	Weimar
MK	Märkischer Kreis
HSK	Hochsauerlandkreis

Eine Minute-Vorlesegeschichte: „Einparken“

TRAININGSBEREICH	*Entspannung*
MATERIAL	*keins*
ZEIT	*ca. 3 Minuten zzgl. Gedankenaustausch*
VORBEREITUNG	*keine*

Durchführung

Lesen Sie den Teilnehmenden die folgende Geschichte vor. Anschließend tauschen die Teilnehmenden ihre Gedanken und Erinnerungen dazu aus.

Einparken

Hans und Inge fahren mit dem Auto zusammen einkaufen. Inge sitzt heute hinter dem Steuer. Sie bereut aber schon nach wenigen Minuten, heute die Fahrerin zu sein. Hans ist ein sehr schlechter Beifahrer. „Du musst blinken!“ – „Pass auf, links ist ein Auto!“ – „Fahr doch mal schneller!“ Im Sekundentakt ertönen die Ratschläge von Hans.
„Wenn du jetzt nicht den Mund hältst, fahre ich ohne dich weiter!“, beschwert sich Inge irgendwann genervt. Das wirkt. Hans ist tatsächlich für den Rest der Fahrt still. Sogar, als Inge auf dem Parkplatz des Supermarkts drei Versuche benötigt, um in die Parklücke zu kommen.

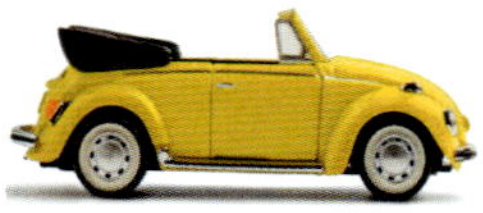

Im Supermarkt zeigt Hans heute besonders viel Initiative. Er trägt die Einkaufsliste in der Hand. Inge beäugt ihren Mann sehr kritisch. Sie traut ihm nicht zu, die Einkäufe zufriedenstellend zu erledigen. „Das günstige Apfelmus ist weiter unten!" – „Nimm doch bitte die fettarme Milch!" – „Stell den Einkaufswagen doch nicht mitten im Weg ab!" Im Sekundentakt ertönen Inges Ratschläge.
„Wenn du jetzt nicht den Mund hältst, kannst du ohne mich einkaufen!", beschwert sich Hans genervt. Das wirkt. Inge lacht und ist den Rest des Einkaufs still. Als Hans den Einkaufswagen zurückbringt, lobt sie sogar, wie gekonnt er diesen eingeparkt hat.

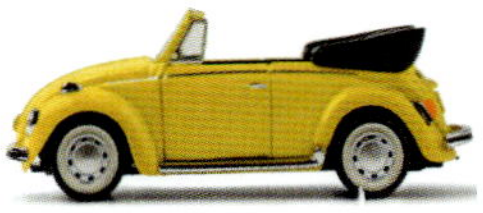

Redewendungen ergänzen

TRAININGSBEREICHE	*Assoziieren* *Worte finden* *Wissen* *In Worte fassen* *Struktur und Zusammenhang*
MATERIAL	*keins*
ZEIT	*ca. 5 Minuten*
VORBEREITUNG	*keine*

Durchführung

Lesen Sie den Anfang des Satzes oder der Sätze vor und lassen Sie die Teilnehmenden dann ergänzen.

- Er fährt wie eine gesengte ... → ... Sau.
- Leg doch mal einen ... → ... Zahn zu.
- Du guckst wie ein ... → ... Auto.
- Du liegst falsch. Du bist auf dem ... → ... Holzweg.
- Henry ist noch nicht so weit in seiner Entwicklung.
  Er ist ein ... → ... Spätzünder.
- Er ist mit aufgesprungen, das ist nicht seine eigene Idee.
  Er ist ein ... → ... Trittbrettfahrer.

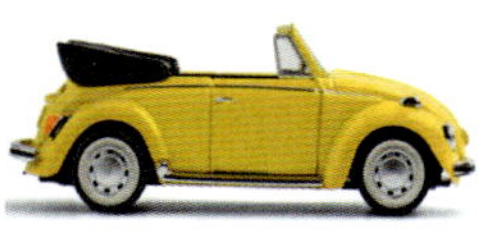

- Auf der Party wollte er unbedingt ein Mädchen ... ➔ ... abschleppen.

- Meine Tante möchte Dörte und Christian unbedingt miteinander ... ➔ ... verkuppeln.

- Er ist nicht er selbst, er ist völlig von der ... ➔ ... Spur.

- Das war knapp, gerade noch die ... ➔ ... Kurve gekriegt.

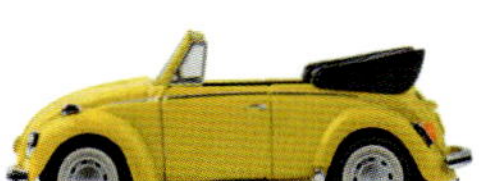

Bewegungsgeschichte: Die Sonntagsfahrt

TRAININGSBEREICHE	*Bewegung* *Konzentrieren*
MATERIAL	*keins*
ZEIT	*ca. 10 Minuten*
VORBEREITUNG	*keine*

Durchführung

Lesen Sie die Bewegungsgeschichte langsam und deutlich vor. Erklären Sie den Teilnehmenden, dass Sie zu jeder Aktion die passende Bewegung ausführen können. Machen Sie jede Bewegung selbst mit (Autotür öffnen, lenken, hupen, bremsen, aussteigen ...) und fordern Sie die Teilnehmenden zum Mitmachen auf.

Achten Sie darauf, dass die Bewegungen leicht, langsam und schmerzfrei bleiben.

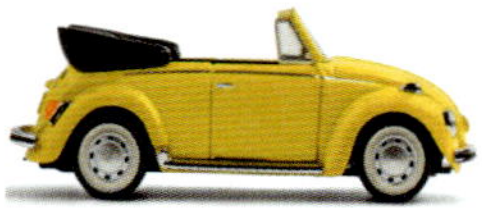

Die Sonntagsfahrt

Heute machen wir gemeinsam einen kleinen Sonntagsausflug mit dem Auto. Gleich geht's los!

1. Einsteigen
Wir öffnen die Autotür. → *Einen Arm seitlich ausstrecken und zurückführen.*
Jetzt setzen wir uns hinein. → *Den Oberkörper leicht nach vorn beugen und wieder aufrichten.*
Die Tür zuschlagen. → *Einen Arm seitlich ausstrecken und zurückführen.*

2. Los geht's
Wir schnallen uns an. → *Einen Arm diagonal vor dem Körper von oben nach unten bewegen.*
Der Motor startet. → *Mit beiden Händen am imaginären Lenkrad rütteln.*
Jetzt fahren wir los! → *Beide Hände nach vorn nehmen, kleine Drehbewegungen nach links und rechts machen.*

3. Auf der Landstraße
Oh, ein Schlagloch! → *Kurz mit dem Oberkörper wippen.*
Und jetzt eine lange, weite Kurve nach links. → *Beide Arme nach vorn führen und das imaginäre Lenkrad nach links drehen, den Oberkörper leicht mitbewegen.*
Gleich wieder zurück nach rechts. → *Arme nach rechts drehen, den Oberkörper wieder aufrichten.*

4. Hindernisse unterwegs
Ein Fahrradfahrer fährt vor uns – wir hupen. → *Mit der Faust eine Hupbewegung machen.*
Rechts ein Stoppschild – wir treten auf die Bremse. → *Einen Fuß nach vorn drücken.*
Dann geht's wieder los – Gas geben! → *Fuß nach vorn strecken und wieder zurücknehmen.*

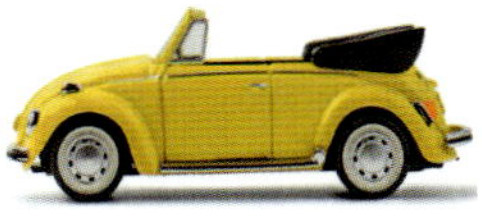

5. Kleine Pause
Wir fahren an den Straßenrand und steigen aus. → *Aufstehen und wieder hinsetzen (alternativ: Füße abwechselnd nach vorn und hinten bewegen).*
Zeit für ein Getränk. → *Mit der Hand eine imaginäre Tasse zum Mund führen.*
Und dann wieder einsteigen. → *Aufstehen und wieder hinsetzen (alternativ: Füße abwechselnd nach vorn und hinten bewegen).*
Anschnallen nicht vergessen! → *Einen Arm diagonal vor dem Körper von oben nach unten bewegen.*

6. Heimfahrt
Noch einmal eine enge Serpentine nach links und rechts. → *Den Oberkörper langsam hin und her neigen.*
Wir beschleunigen auf der Geraden. → *Beide Arme nach vorn strecken und den Oberkörper leicht nach hinten beugen.*
Und schon sind wir wieder zuhause – wir parken rückwärts ein. → *Kopf nach links und rechts drehen.*
Geschafft! Eine gute Fahrt war das! → *Arme nach oben strecken.*

Am Ende ist Zeit für eine kleine Gesprächsrunde: Wer ist gerne Auto gefahren? Was für ein Auto hatten Sie? Wohin sind Sie gefahren? ... Lassen Sie erzählen.

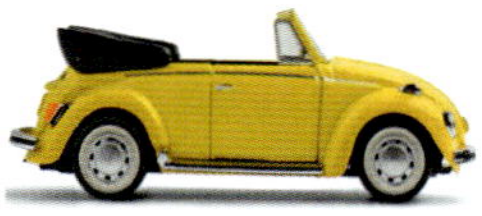

Über die Autorin

Natali Mallek (Dipl.-Sozialpädagogin, Gedächtnistrainerin nach BVGT) ist erfolgreiche Autorin zahlreicher Bücher zur Aktivierung und Beschäftigung von Seniorinnen und Senioren sowie Menschen mit Demenz.
Als Gründerin und Autorin der bekannten Fachseite „Mal-alt-werden.de“ vermittelt sie seit vielen Jahren praxiserprobte Ideen für die soziale Betreuung.
Ihre Arbeit ist geprägt von Fachwissen, Empathie und dem Ziel, Freude und Lebensqualität in den Alltag älterer Menschen zu bringen.